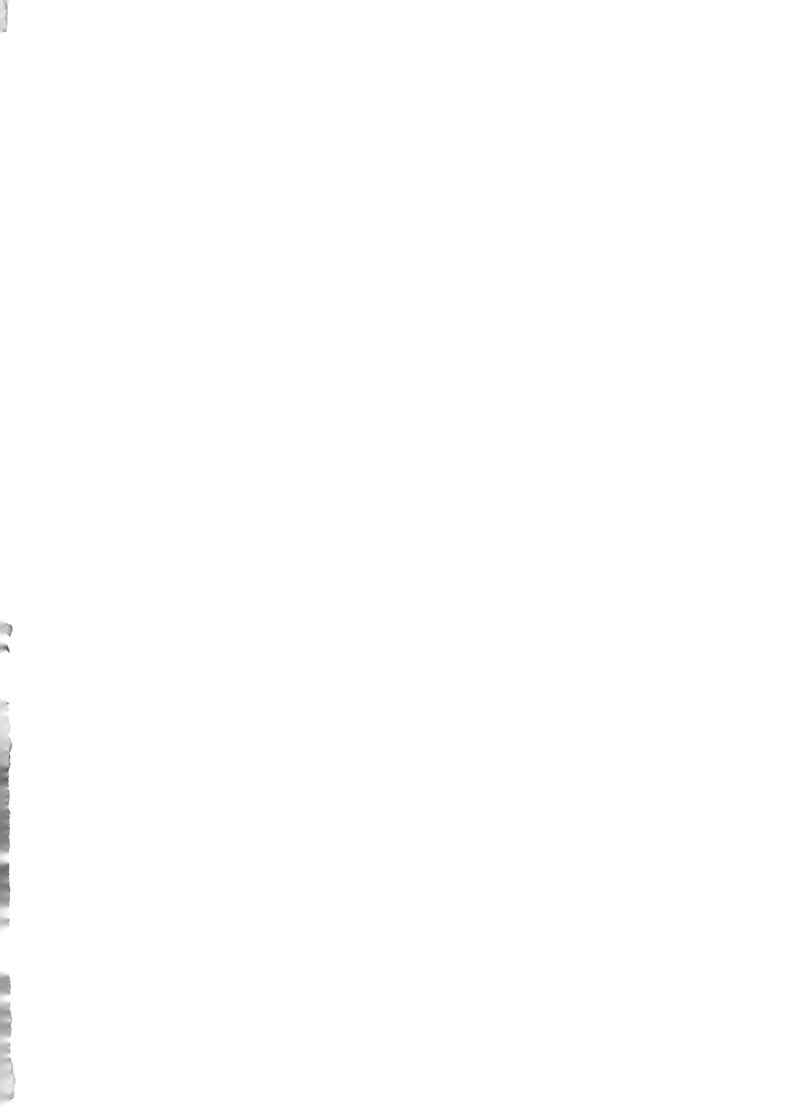

アスリートも歯がいのち!

著 太田武雄　マンガ ほりみき
執筆協力者代表 武田友孝

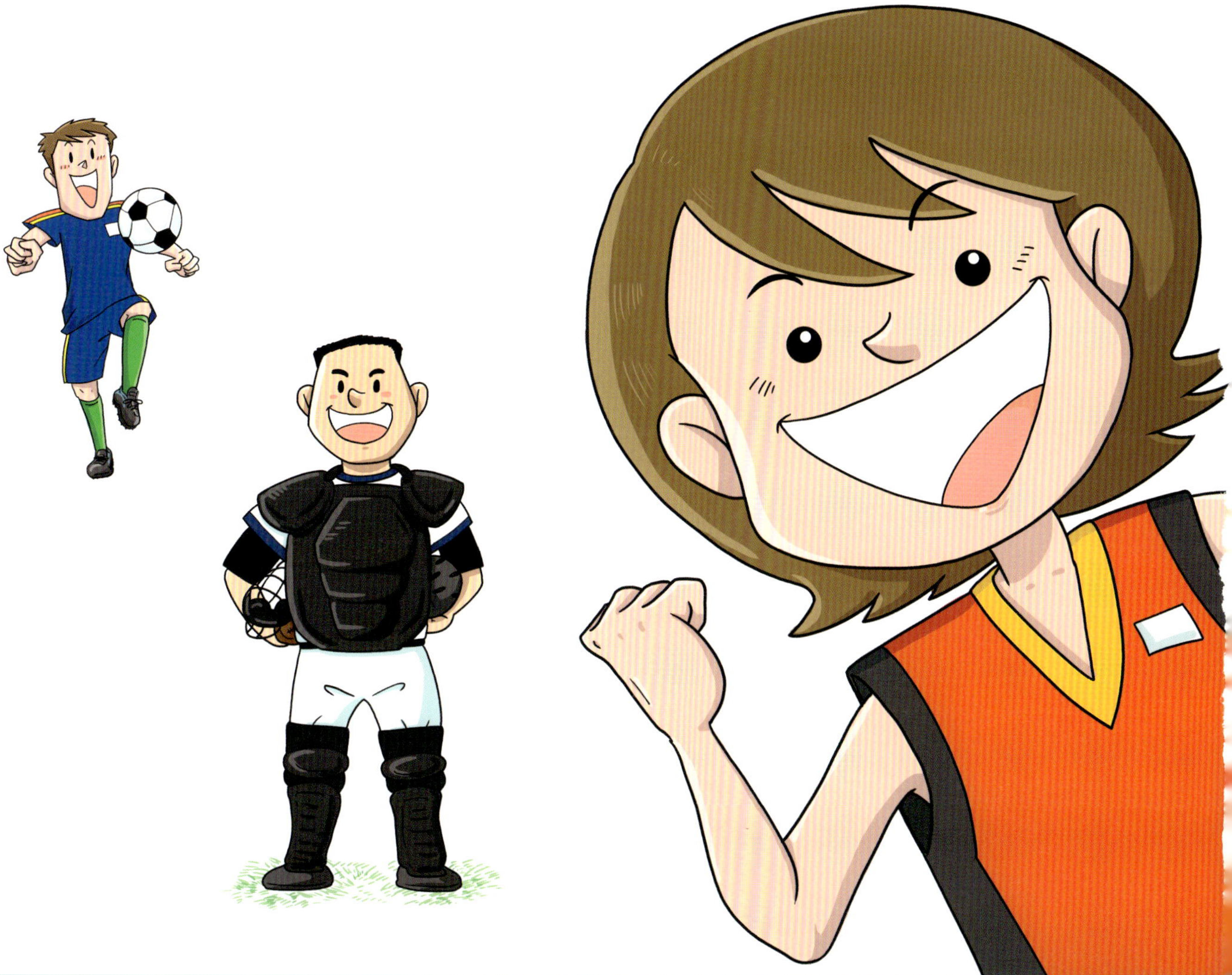

クインテッセンス出版株式会社　2019
QUINTESSENCE PUBLISHING
Berlin, Barcelona, Chicago, Istanbul, London, Milan, Moscow, New Delhi, Paris, Prague, São Paulo, Seoul, Singapore, Tokyo, Warsaw

まえがき

この度は『アスリートも歯がいのち！』を手に取っていただきありがとうございます。私がこの本を書いたのは、日本のスポーツドクターの草分け的存在の林 光俊先生の思いがきっかけでした。林先生は整形外科医でありながら選手の歯についても注意深く観察し、「アスリートのパフォーマンス維持には歯の健康が欠かせない」と、選手や一般のかた向けの執筆を勧めてくださったのです。

私は現在、バレーボール競技で世界を舞台に戦っている日本代表選手、ユース、ジュニア選手、そして将来日の丸を背負って戦うであろう小中学生バレーボール選手の歯のお世話をさせていただいています。バレーボールを少々かじったことのある私から見ると、各世代の代表選手はどなたも恵まれた体格で、才能のあふれた選手ばかりです、誰が代表として選ばれてもおかしくないのですが、トップに駆け上がり活躍する選手はほんの一握りで、その差はほんのわずかなものであると思います。選手たちの歯の健康管理のお手伝いをしているうちに、私は「そのわずかな差を生む原因の一つが、むし歯に代表される歯にかかわる問題なのではないか」、と思うようになりました。

トップアスリートの歯は、からだとともに酷使されるため、一般のかたより傷みやすいです。しかし、この一握りの選手たちの口のなかに起こることは、決して特別なことではありません。ただ、ふつうは 50 ～ 60 年かけてゆるやかに経験するむし歯や歯周病、歯並び、親知らずの問題が、束となって 20 代 30 代の選手生命期間という短いあいだに起こってしまうのです。だからこそ、お口の健康管理は非常に重要です。

そしてこうした問題は、スポーツに打ち込み、ジムでからだを鍛えている一般のかたにも、少なからず起こります。しかし、むし歯や歯周病は不慮の外傷と違って、日ごろ気をつけていればおよそは予防できます。もしかかっても、早期に治療すれば小さな治療ですみます。つまり自己管理をしていれば、困ることはないというわけです。自己管理能力こそ、アスリートにとって、もっとも重要な資質なのかもしれません。

この本を出版するにあたって、きっかけをつくってくださった林 光俊先生、マンガを描いてくださった歯科衛生士のほりみきさん、そして貴重な資料を提供してアスリートと歯の話の世界を広げてくださった先生方、連載と書籍の担当者「nico」編集部の中島さん、多くの関係者のかたがたに深く感謝を申し上げます。

2019 年 6 月

太田武雄

推薦の言葉

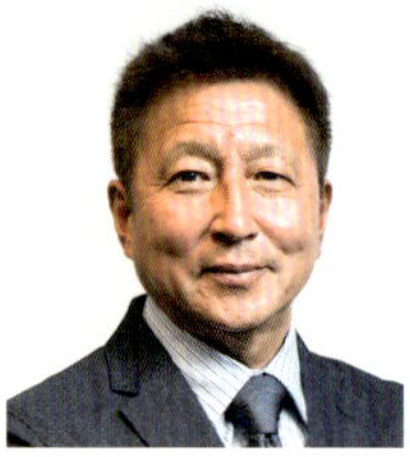

林 光俊

Mitsutoshi Hayashi

医学博士、杏林大学病院整形外科スポーツ外来担当。
日本オリンピック委員会強化スタッフ。
トップアスリートの傷害治療と予防、リハビリが専門。
日本代表男子バレーボールのチームドクターとして6度のオリンピックにチャレンジ。
自身も中学から社会人までバレーボールをたしなんだ無類のスポーツ好き。

トップアスリートのみならず、部活生や一般アスリートの健康管理において、むし歯の存在は栄養管理以前の大問題と思います。この本には、その問題を解決すべく、太田武雄先生がトップアスリートの歯科サポートで培った貴重な経験が凝縮しています。

「まえがき」にもあるとおり、太田先生がバレーボール日本代表の歯科サポートをはじめたきっかけは、私が海外遠征中にむし歯で食事ができない選手を目の当たりにし、先生に相談したことでした。そして太田先生の活動を見て、歯科サポートの重要性をあらためて痛感しました。

当時パパさんバレーボールの仲間だった太田先生は、私の頼みに快く応じ、今も手弁当で選手たちへの歯科健診やレクチャーを続けてくれています。治療の選択肢や予防のアドバイスなど、忙しく厳しい練習日程をこなす選手たちに合ったやり方で面倒をみてくださるので、先生を慕う選手は多く、トップ選手の口腔環境は大きく改善して、健康への意識も高くなりました。現在は、大学生日本代表をはじめジュニア選手(とその保護者)を対象とした歯科指導へと広がりを見せています。

運動に必要なエネルギーの入口である歯や口の健康管理は、運動能力を最大限に発揮するために必須です。スポーツを楽しみながら、マンガを交えた本書でちょっと勉強してみてください。アスリートも歯がいのちです!!

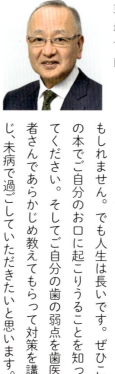

田上順次

Junji Tagami

東京医科歯科大学副学長、同大学大学院医歯学総合研究科う蝕制御学分野教授。
最先端の研究と臨床で、むし歯の予防と
できるだけ歯を削らず長持ちする修復治療をリードする。
日本歯科保存学会、日本接着歯学会ほかの学会長を歴任。TV・雑誌でも活躍。

ランニングや筋トレで汗をかくと、口がカラカラになります。じつはこのとき、一時的にではありますが、お口のなかが唾液分泌障害の病気を患っているのとほぼ同じ状態になっていることをご存知でしょうか。

唾液が不足すると、唾液による抗菌作用、再石灰化作用(むし歯になりかけの歯を修復する働き)が働きません。むし歯菌や歯周病菌が繁殖しやすく、むし歯の修復もうまくいかなくなって、歯の病気のリスクが非常に高まった状態なのです。

また、水分補給では、お腹がダボダボにならないよう、みなさんスポーツドリンクをチョビチョビ飲みしますよね。すると、しょっちゅう糖をもらえるむし歯菌は大喜び。しかもスポーツドリンクの酸は歯を溶かします。その歯をトレーニングで強く噛みしめると歯の損傷も起きやすく、アスリートの歯を取り巻く環境は非常に過酷です。

しかしむし歯や歯周病は、日頃の生活習慣によって徐々に進行する病気。弱点を知り対策を講じれば、生活習慣病と同じく未病で過ごすことができます。若く元気なかたは歯で困った経験が少なく、つい後回しにしがちかもしれません。でも人生は長いです。ぜひこの本でご自分のお口に起こりうることを知ってください。そしてご自分の歯の弱点を歯医者さんであらかじめ教えてもらって対策を講じ、未病で過ごしていただきたいと思います。

佐藤信夫
Nobuo Sato

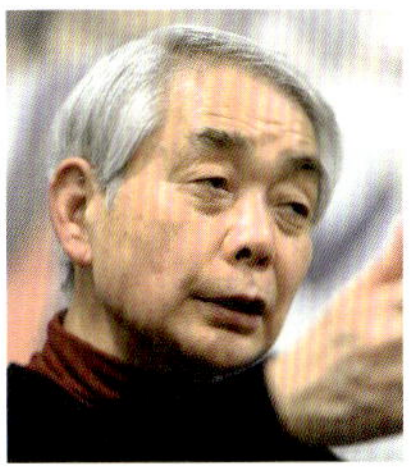
朝日新聞社提供

フィギュアスケートコーチ。
1964年インスブルックオリンピック8位。1965年世界選手権4位。
小塚崇彦、浅田真央らを指導。2010年に世界フィギュアスケート殿堂入り。
著書に『諦めない力 フィギュアスケートから教えられたこと』（扶桑社）ほかがある。

一読して、アスリートにとってとても重要なことが書かれていると思いました。

私が長年指導者として関わっているフィギュアスケートは、薄い刃に重心をかけて跳躍し回転する繊細な競技です。高い集中力が求められるため、ほんの些細な気がかりや違和感があるだけでも、十分に力が発揮できないことがあります。

当然、歯にトラブルをかかえていては、ベストの演技は期待できません。健康な奥歯でグッと噛みしめてこそ、からだの軸が安定し、ベストの演技ができるのですから。

そのためには、ふだんから歯科検診を受け、早めに治療を受けたり予防をしたりすることが大事ですね。

また、この本には、歯や口をケガしたときの対処法などがわかりやすく書かれています。歯に詳しくなくてもポイントが理解しやすいので、読んでおくといざというときに役に立つのではないでしょうか。

ベストの状態でリンクに立てるよう、選手には自己管理が不可欠だと指導していますが、歯についても同様ですね。

かつての教え子（小川勝／サラエボオリンピック、フィギュアスケート日本代表／本書の執筆協力者）が歯科医師である影響で、選手に「歯のトラブルは大丈夫か」と声をかけていましたが、これからはさらに積極的に声がけしていきたいと思います。

苅部俊二
Shunji Karube

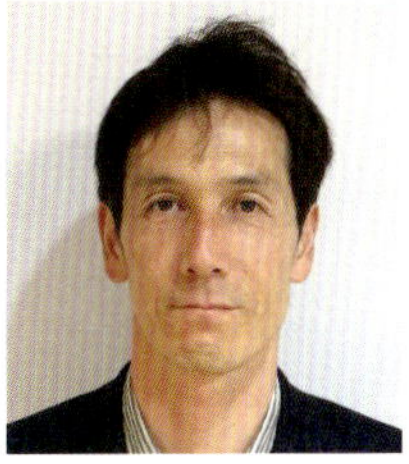

法政大学スポーツ健康学部教授。
1996年アトランタオリンピック男子4×400mリレー5位（現在、日本記録）、
2000年シドニーオリンピック日本代表。
日本陸上競技連盟強化・情報戦略部リレー部門主要メンバーとして、
リオオリンピック男子4×100m リレーの銀メダル獲得に貢献。

陸上競技はとてもベーシックな競技です。走るという能力自体は、本来私たちみなに備わっているものだからです。

それでは、トップアスリートの走りは何が違うのでしょう。これには非常に細かな筋肉の動きが関わっていて、なかでも重要なのが重心とバランスです。

陸上の指導では一般的に、選手のからだのバランスデータは非常に重要視されますが、からだのバランスを支える「噛み合わせ」のチェックはほとんど行われていません。この本を読み、今後もっと注目すべきかもしれないと感じています。

子どもの頃から（矯正治療を受けるなどして）よい噛み合わせで育ち、バランスのよい骨格と筋肉の成長が促されれば、その人が本来もつ運動機能が妨げられずに発揮されるのはもちろん、健やかな人生への貢献も非常に大きいはずです。

また、むし歯のみならず、歯周病への注意も必要だなと気づかされました。アスリートは、からだが丈夫なイメージがありますが、実際にはトレーニングの疲れから抵抗力が落ちるので、感染症に弱く、歯ぐきも腫れやすいのです。こうしたことは、部活で頑張っている学生さんや市民ランナーのかたにも起こりうることですので、この本でアスリートならではのリスクを知って、日ごろの健康管理に役立てていただきたいです。

CONTENTS

はじめに

PART1

アスリートの歯を取り巻く環境は過酷!? むし歯 歯周病 酸蝕症

PART2

知ると知らないでは大違い！ 歯並び くいしばり 歯やあごのケガ

PART3

おわりに

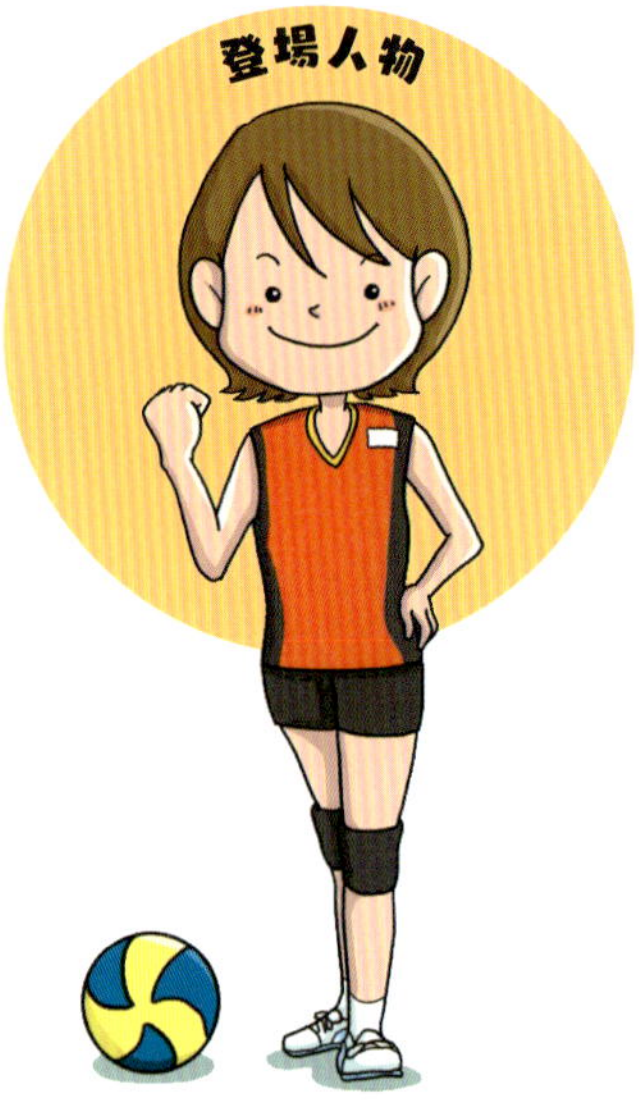

バレーボール日本代表のAさんの場合。

はじめに
トップアスリートの歯科事情

「トップアスリートがむし歯になりやすい理由」は、
多くのアマチュアアスリートのかたにとっても
思い当たるものがあるのではないでしょうか？
運動部で頑張っている学生さんや市民ランナーのみなさんも
からだだけでなく、歯の健康にも目を向けてくださいね！

執筆協力：上野俊明

はじめまして。私はバレーボール日本代表チームの歯のお世話をしている太田と申します。歯科健診や予防指導、治療を担当して、トップアスリートがよいコンディションを保てるように、また運動能力向上のためのサポートをスポーツ歯学の観点からさせていただいています。

世界でしのぎを削るトップアスリートの現場に飛び込んで私がまず知ったのは、アスリートたちの華やかな競い合いの水面下で、その国のスポーツ科学、スポーツ医学もいっしょに戦っているということでした。

日本のスポーツ科学の最前線は、東京都北区にある国立スポーツ科学センターです。ここでは各競技の日本代表選手の健康診断が行なわれています。おもな診察科目は内科、整形外科、そして歯科です。そこでまず、若いアスリートたちの最大の敵、むし歯のお話からはじめましょう。

ロンドンオリンピック代表の日本選手団の歯科健診でわかったのは、選手たちのむし歯経験歯数（治療済みの歯＋抜いた歯＋未処置のむし歯の総数）の多さでした。* 国内の歯科実態調査（平成23年）によると、国内のむし歯経験歯数の平均は6・8本。かたや選手たちの平均は11・7本だったのです。なぜトップアスリートにむし歯が多いのでしょう？ 選手たちの名誉にかかわる問題なので、その説明をする前に、もう少し詳しいお話もしたいと思います。

こうしたむし歯経験歯のうち、もっとも問題なのがむし歯の放置（未処置歯）ですが、国内25歳男子で未処置歯ゼロの人は26・3％、女子は40・9％。トップアスリートでは、未処置歯ゼロの男子が55・3％、女子は62・7％。選手たちの未処置歯は圧倒的に少なく、トップアスリートがいかに口腔内に気を配っているかが垣間見られます。

この数字やアンケートから推察されること、それは、トップアスリートはむし歯になりやすい環境にいるけれど、現在は歯の健康に気を配り、必要な治療はすでに終わらせているということでした。

しかし一方、やはりアンケートによると、今は歯を大事にしているけれど、「過去に歯の痛みで苦しんだことがある」と答えた選手も67・1％いました。そのなかで、「歯の痛みが試合に影響した経験がある」と答えた人も全体の8・7％いました。

話を戻して、アスリートがむし歯になりやすい理由を考えてみましょう。❶激しい運動のため口呼吸が多く、脱水状態になるため口が渇きやすいので、唾液による抗菌作用や再石灰化作用（歯の修復）が働きにくいこと。そして❷砂糖の入ったスポーツドリンクを大量にしょっちゅう飲むこと。❸お腹がすくので間食が多くなりがちで、練習で疲れたり忙しいために歯の手入れがおろそかになることな

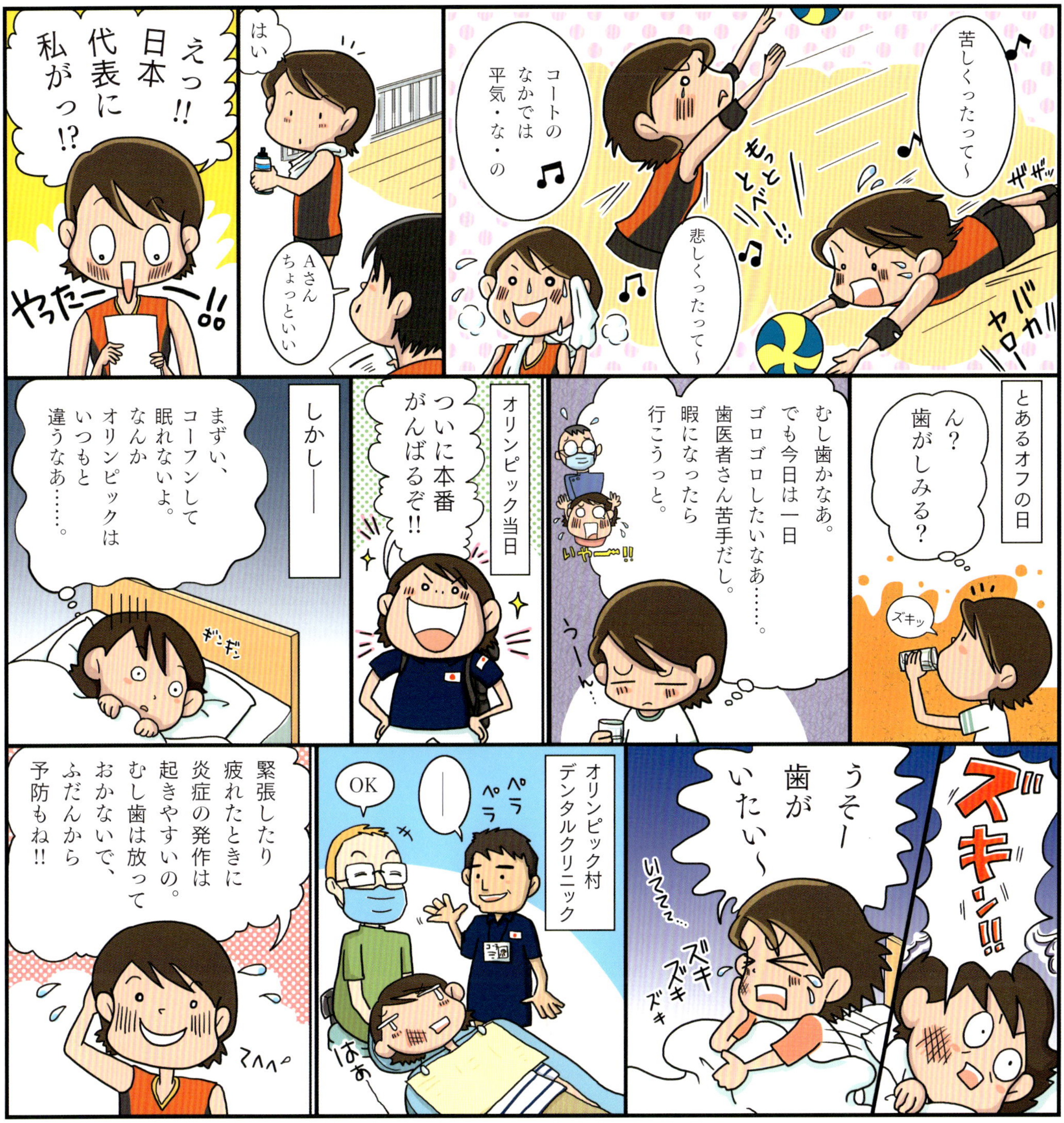
苦しくったって～
悲しくったって～
コートのなかでは平気・な・の
ザザッ
バカヤロー
Aさんちょっといい
はい
えっ!!日本代表に私がっ!?
やったーー!!
とあるオフの日
ん？歯がしみる？
ズキッ
むし歯かなあ。でも今日は一日ゴロゴロしたいなあ……。歯医者さん苦手だし。暇になったら行こうっと。
いやーー!!
うーん…
オリンピック当日
ついに本番がんばるぞ!!
しかし――
まずい、コーフンして眠れないよ。なんかオリンピックはいつもと違うなあ……。
ギンギン
ズキン!!
うそー歯がいたい～
いててて…
ズキズキズキ
オリンピック村デンタルクリニック
――
ペラペラ
OK
はあ
緊張したり疲れたときに炎症の発作は起きやすいの。むし歯は放っておかないで、ふだんから予防もね!!
てへへ

どがあげられます。

肩や腰の痛みを訴える選手は多いですが、その上歯まで痛かったら集中を欠き、ここ一番でグッと噛めずパワーが出ません。これでは大事な試合に勝てるわけがありませんね。中高生からむし歯になりやすい環境で過ごしてきたトップアスリート。しかし現在では歯の健康がパフォーマンスに影響することをよく理解し、歯科に通って歯を大切にしている、というわけです。

そのほかに、トップアスリートが注意しなければならない歯の病気に「酸蝕症」があります。最近テレビなどで取り上げられるようになったので、聞いたことのあるかたもおられるかもしれません。

酸性度の高いスポーツドリンク（pH3.5程度）などをしょっちゅう飲むことによって歯が病的に溶けてしまう症状で（10、18～21ページ）、酸蝕症になると、硬いエナメル質が薄くなるためむし歯にもなりやすくなってしまいます。

こんな歯の病気にご用心!

酸蝕症

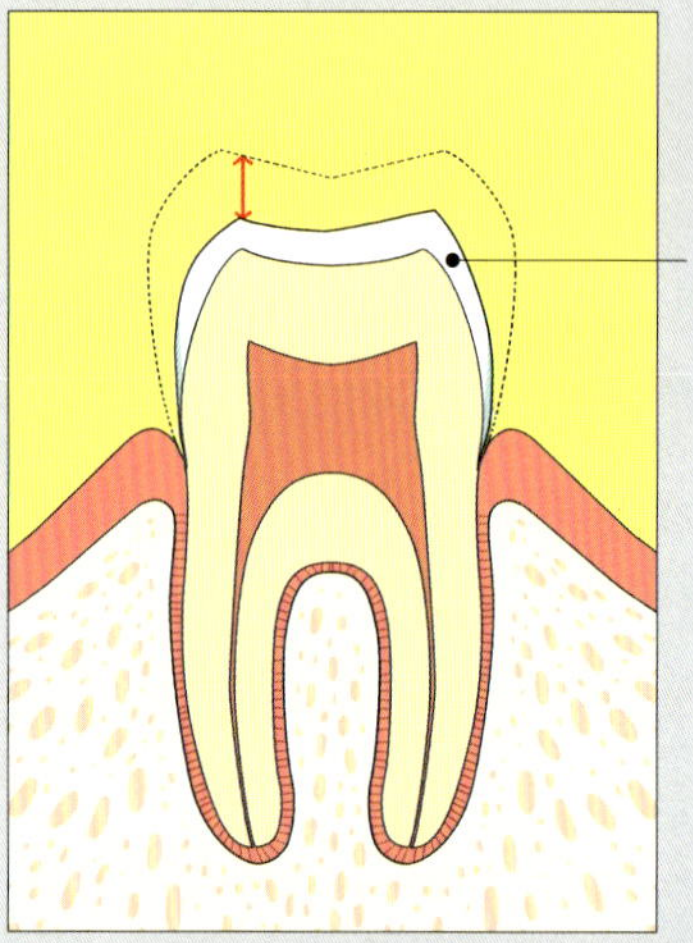

酸性の飲食物や胃液によって広範囲に歯が溶けます。むし歯やすり減り、欠けの原因にも。

むし歯

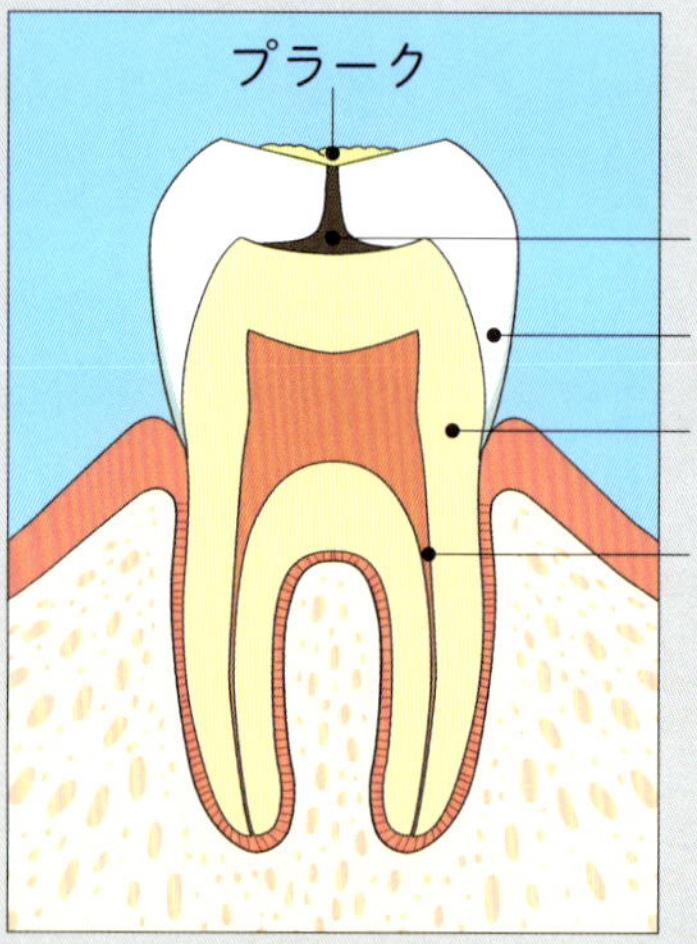

プラーク（歯垢）に棲むむし歯菌が出す酸によって徐々に歯が溶け、ついには穴が開きます。

歯周病

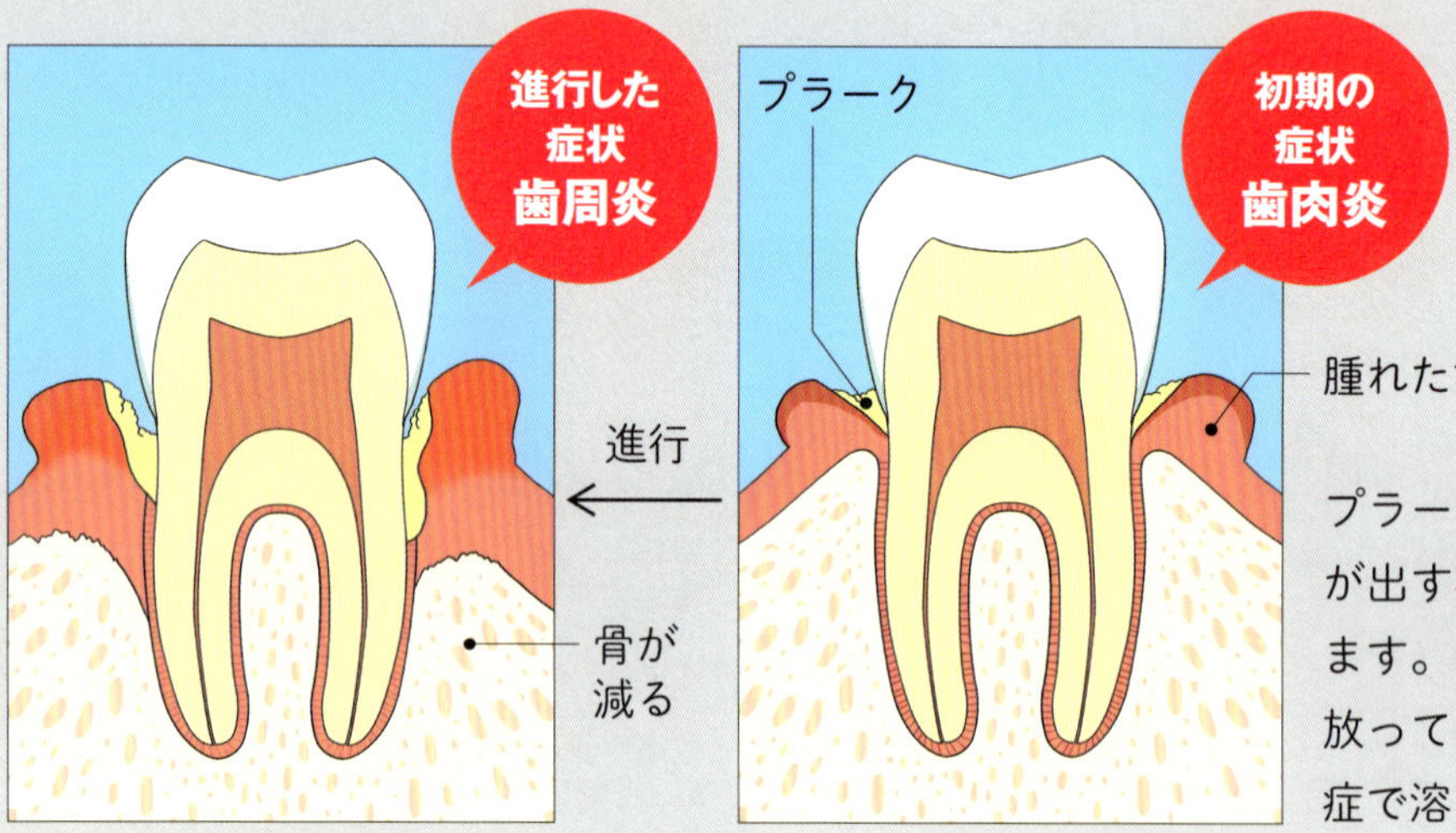

プラークのなかに棲む歯周病菌が出す毒素によって炎症が起きます。はじめは歯ぐきが腫れ、放っておくと歯を支える骨が炎症で溶けてしまいます。

若いアスリートには無縁だと思われがちの歯周病にも要注意です。若い選手の場合、重度の歯周病（歯周炎）のかたはほとんどおられません。でも、疲れて歯みがきがおろそかになったり、試合やトレーニングでからだが疲れているときによく見受けられるのが、歯周病の初期症状である「歯肉炎」です。

歯ぐきといえどもからだの一部。厳しい試合日程やトレーニングのなかコンディションを整えて活躍するには、お口に炎症がある状態が好ましいわけがありませんね。

ちなみに、日本バレーボール日本代表選手の歯科健診では、歯科疾患実態調査にくらべ歯肉炎の症状は少ないという結果でした。歯の健康の大切さを学び、練習で疲れても、歯と歯ぐきの境目をていねいにお手入れしている選手が多いおかげですね！

＊「トップアスリートのメディカルチェックを検証する」上野俊明（日本臨床スポーツ医学会誌 vol 21 2013）より

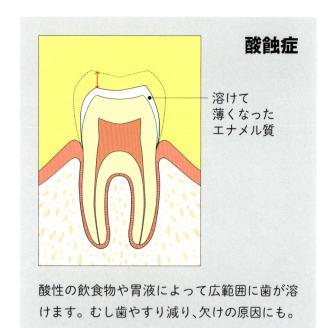

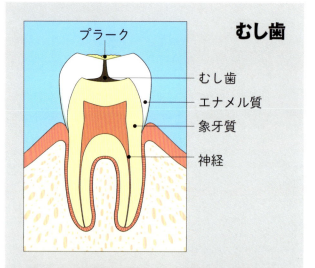

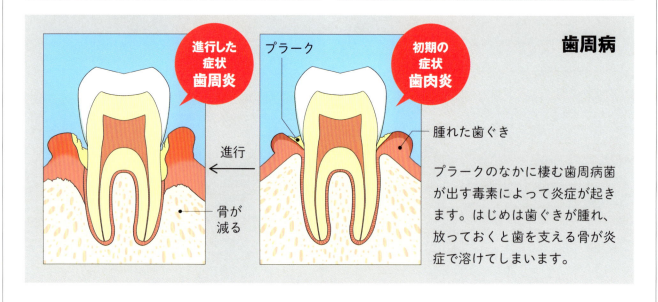

PART 1

アスリートの歯を取り巻く環境は過酷!?

むし歯
歯周病
酸蝕症

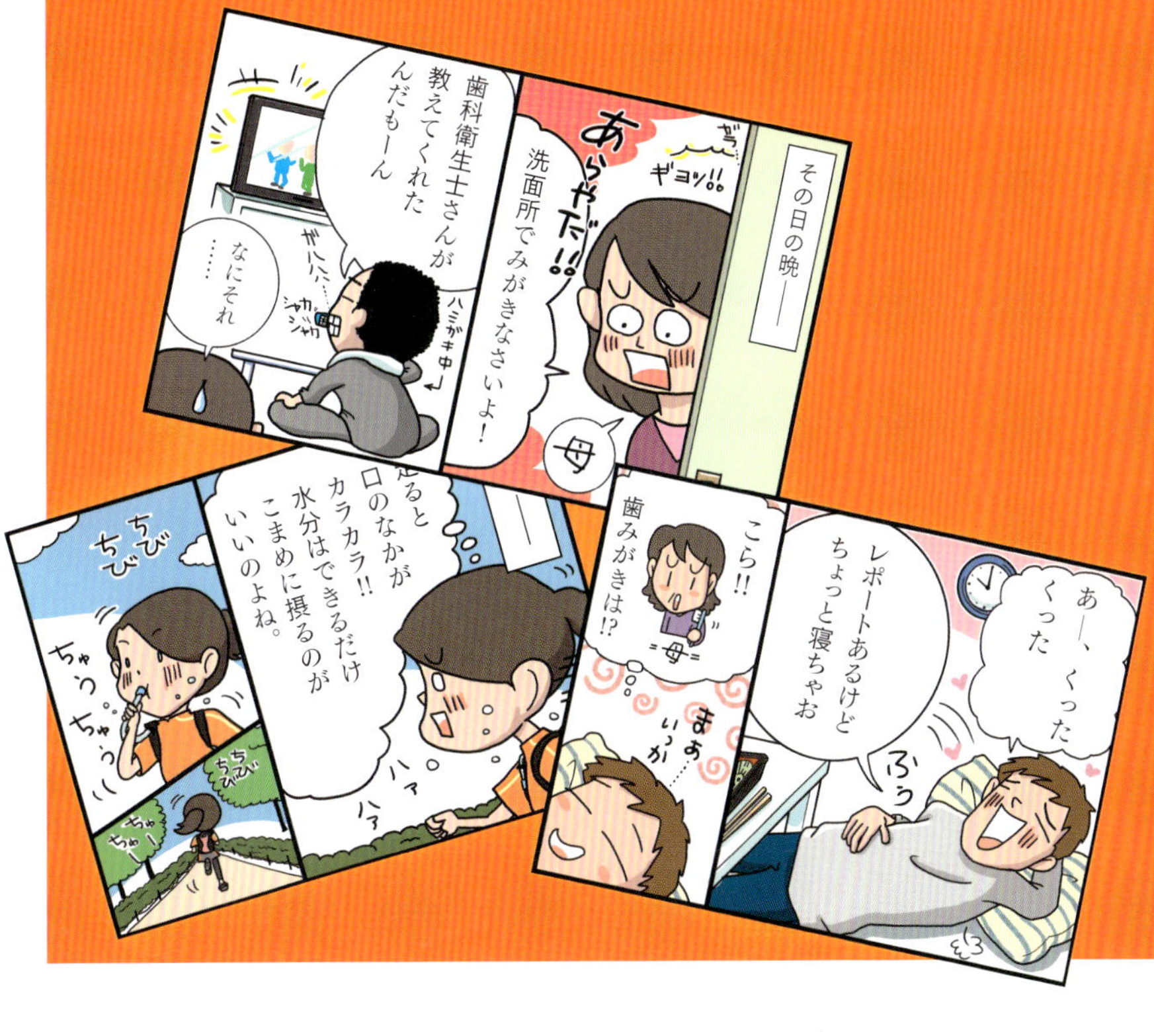

その日の晩――
ギョッ!!
あらやだ!!
洗面所でみがきなさいよ!
母
歯科衛生士さんが教えてくれたんだも～ん
ハミガキ中♪
なにそれ……
あ～、くったくった
レポートあるけどちょっと寝ちゃお
ふぅ
こら!!
歯みがきは!?
母
まあいっか……
走ると口のなかがカラカラ!!
水分はできるだけこまめに摂るのがいいのよね。
ハァ
ハァ
ちびちび
ちゅうちゅう

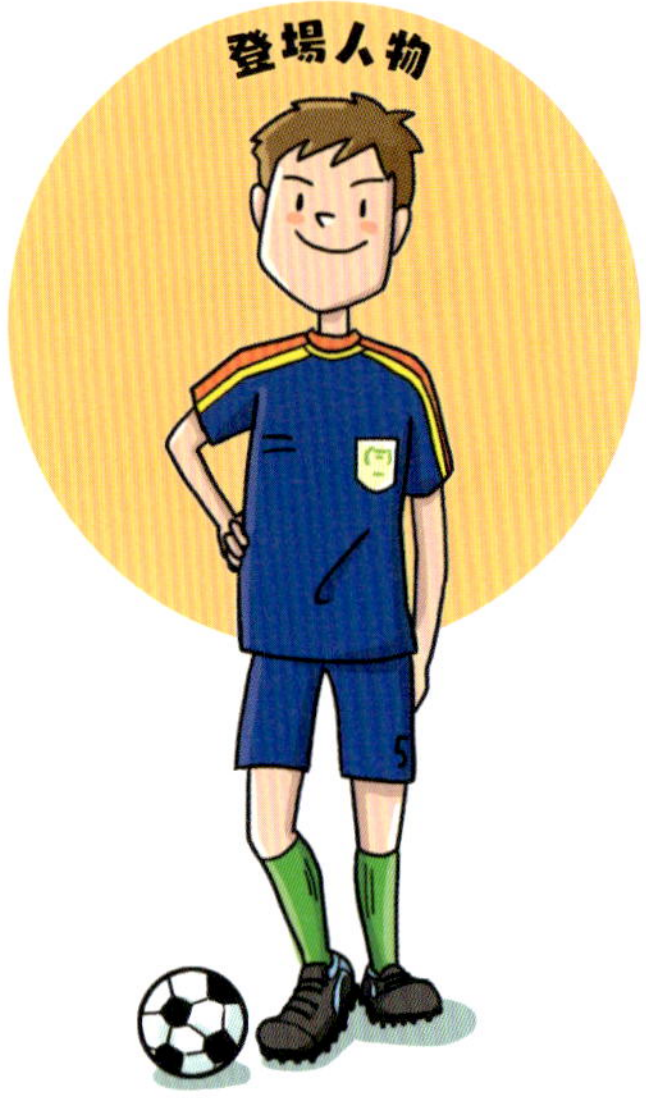

○△大学2年
サッカー部のAくん。
一人暮らしで
大学生活を満喫中!

学生アスリートのむし歯事情

**目標をもって練習を続けていくには
自らの健康を自らの努力で維持する意識が大切です。
「生活リズムが乱れているかな」と思ったら、
毎日朝晩の歯みがきをていねいにするように心がけてください。
生活リズムを整え、ダラダラ食べを見直すきっかけになりますよ!**

「はじめに」でとり上げさせていただいたのは、オリンピック代表のトップアスリートのむし歯のお話でした。

ここからは、地域のクラブチームや学校の部活などで活躍している学生アスリートについてのお話をしましょう。

学生アスリートとひと口にいっても小学生から大学生まで幅がありますが、共通しているのは、学業とスポーツを両立させていることでしょう。

私はアンダーエイジのバレーボール選手とお話する機会に、どんな生活をしているのかなと聞いてみるのですが、中学生、高校生ともなると、その忙しさは実業団の選手と同等か、それ以上かもしれないと感じるほどです。

学生アスリートは、授業が終わったあとに練習をして、ヘトヘトになってうちに帰ります。お風呂と夕食をすませると眠くなり、歯みがきをせずに仮眠をし、夜中に起きて間食をしながら勉強をしたり、宿題や試験勉強をしているあいだに、疲れてそのまま寝てしまうことも多いかもしれませんね。

就寝中は唾液が減りますので、口の汚れを洗い流したり、抗菌作用でむし歯菌の活動を抑えたり、むし歯になりかけた歯を修復してくれる唾液の機能が働きにくくなります。ということは、寝る前の歯の手入れが不足すると、むし歯になる危険性が増してしまうということです。これが毎日続くとなると、とても心配です。

ここで有名な元学生アスリートのエピソードをご紹介しましょう。

甲子園を沸かせた早稲田実業出身のスラッガー、現在日本ハムファイターズの清宮選手のお父さんはラグビーの元日本代表です。息子さんを育てるのに「アスリートは歯がいのち」と、幼い頃から歯の手入れについて厳しく指導されたそうです。

かつての清宮選手のようにプロを目指す学生アスリートはもちろんですが、部活に打ち込む学生アスリートのみなさんも、ぜひ歯の健康に気を使っていただきたいと思います。若い頃にむし歯を作ってたくさん詰め物が入ると、そのぶん歯が弱くなってしまうので、おとなになって歯を失いやすいのです。若い頃から歯の健康に気を配ることがとても大事です。

私が担当したバレーボール選手の各世代の歯科健診では、中学、高校まではむし歯が少ないのに、大学生になると途端にむし歯が増える傾向が見られました。

ドクターやトレーナーのかたたちにこのことをお話しすると、やはり歯と同様、大学時代にからだの重要な部分を傷めてしまう選手が多いとのことでした。

むし歯に関しては、中学、高校まではお母さんや寮母さんのご飯を食べ、「歯みがきしなさい」と管理されていたのが、

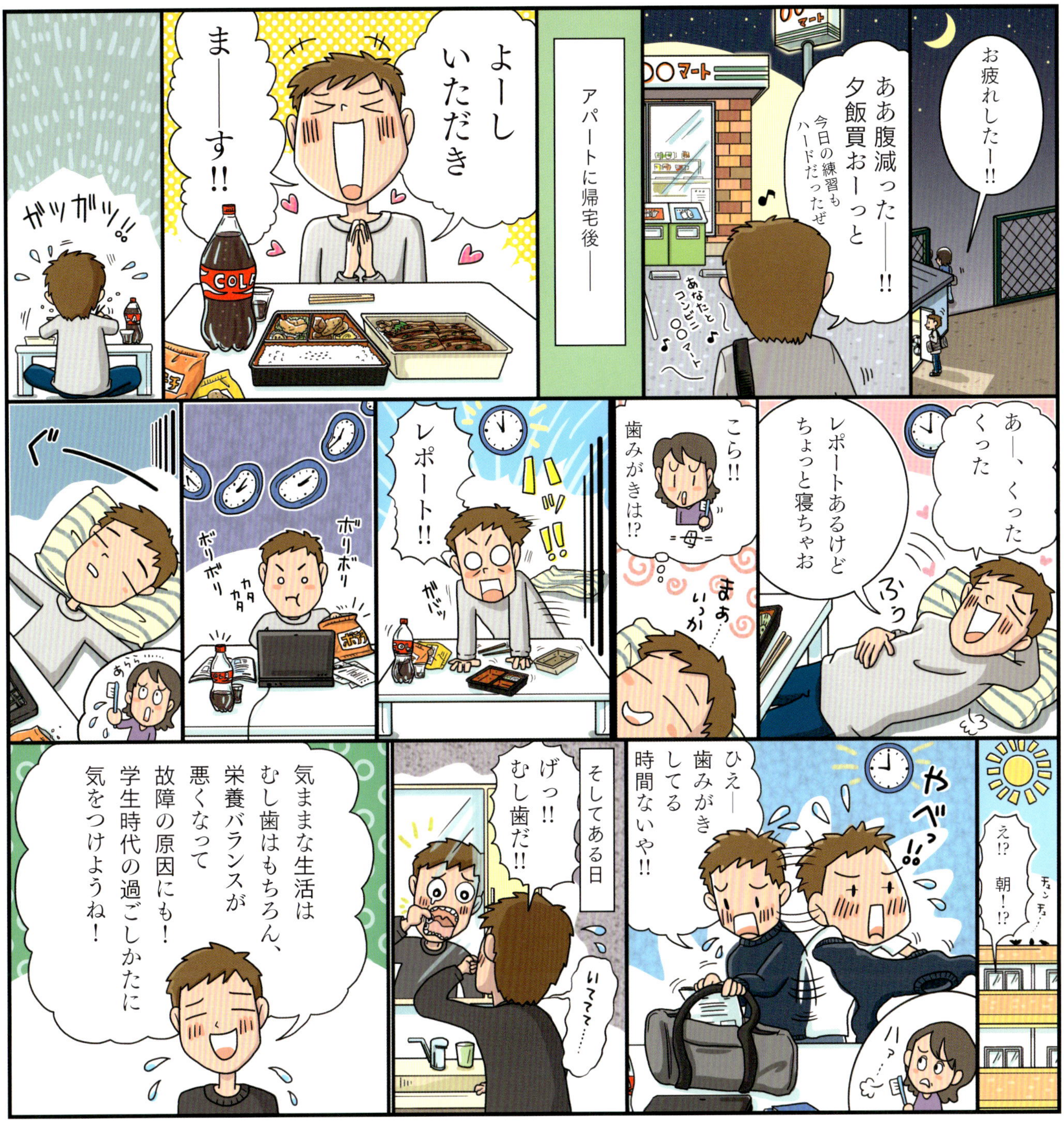

お疲れしたー!!
ああ腹減った——!! 夕飯買おーっと
今日の練習もハードだったぜ
あなたとコンビニ〇〇マート
〇〇マート
アパートに帰宅後——
よーし いただき まーーす!!
COLA
ガツガツ!!
あー、くった くった
レポートあるけど ちょっと寝ちゃお
ふぅ
こら!! 歯みがきは!?
母
まぁ いっか……
ハッ!!
レポート!!
ガバッ
ボリボリ ボリボリ
カタ カタ
グー
あらら……
え!? 朝!?
チュン チュン
ヤベっ!!
ひえー 歯みがき してる 時間ないや!!
ハァ……
そしてある日
げっ!! むし歯だ!!
いててて……
気ままな生活は むし歯はもちろん、栄養バランスが 悪くなって 故障の原因にも! 学生時代の過ごしかたに 気をつけようね!

大学生になり一人暮らしをして、コンビニのお弁当を好きな時間に食べ、好きなだけ間食をとって不規則な生活をしていると、むし歯が増えてしまうのでしょう。

それと同時に、つい栄養のバランスが悪くなり、からだの手入れもおろそかになって疲れが回復しにくく、そこへ厳しい練習が加わることで、肩、腰、膝などを痛めてしまいやすいのかもしれません。

大学生になって一人暮らしをしている学生アスリートのかたはとくに、歯の健康を守り、ケガからからだを守るためにも、「食生活や生活のリズムが乱れていないかな?」「歯みがきをせずに寝てしまってはいないかな?」と、ぜひ日常の習慣を見直してみてください。

トップアスリートの親知らず問題

「将来のために抜いたほうがいい」と診断された親知らずは
「ここ一番」というときに困らないように
時間を見つけて早めに抜いておくのがおすすめです。
放っておくと、いざ試合というときに緊張や疲れの影響で
急に腫れることがあるので要注意です！

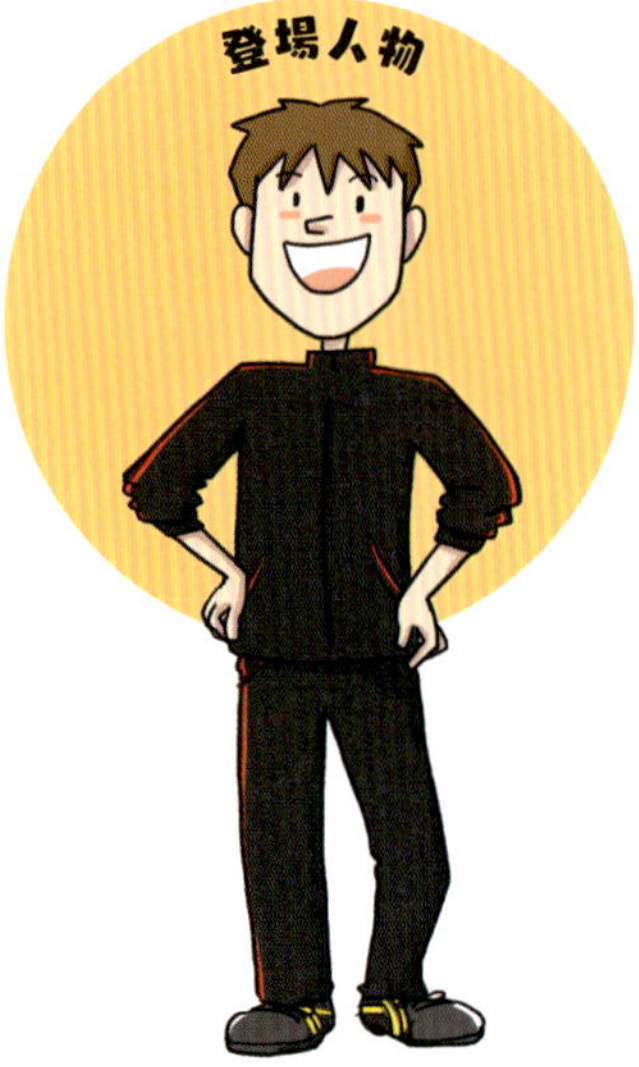

近年メキメキと実力をつけ
大学の駅伝チームに選ばれた
21歳の新鋭Fさん。

日本のスポーツ医・科学研究の中枢機関である国立スポーツ科学センター（Japan Institute of Sports Sciences）には歯科診療室もあり、スポーツ歯学に精通した歯科医師が交代制で選手の治療に当たっています。

JISSを使用しているアスリートは、10代後半から30代のかたがほとんどですが、その年代が抱えているお口の問題に「親知らず」があります。親知らずは智歯ともいい、思春期から頭を出してきますが、一生出てこなかったり、なかには最初から親知らずのない人もいます。

あごが小さくなった現代人では、いらない歯だからと抜いてしまうことが多いですが、硬い物を食べていた縄文人の化石を見ると、あごが大きいのできれいに生え揃っていて、しっかりよく噛んで食べていた痕跡が見て取れます。

アスリートを苦しめるのは、生えかけの親知らずが途中で横向きに止まり、周りの歯ぐきが腫れてしまうことです。汚れが入り込んでも掃除しにくいために、ハードな練習や緊張で疲れたときほど腫れやすいのです。

それなら早めに抜歯をすればよいのですが、抜歯後の痛みと腫れも問題で、とくに横向きで下あごの骨のなか深くに埋まったままの親知らず（水平智歯）は抜くのがたいへんです。あごの骨を削って抜く必要があるため、抜歯後に痛みが一週間ほど続き、口も開けづらくなってご飯もうまく食べられません。

大きな大会が頻繁にあり、長い休みが取りにくいトップアスリートが水平智歯を抜歯する場合、体調の管理上かなりのリスクを伴うことになります。そのためJISSでは、

①直近に遠征や大会がない。
②傷口を縫うので一週間後に抜糸できる状況にある。
③当日〜翌日は練習を休むことができる。

という3つの条件が可能かどうかを、まず確認するのだそうです。そのうえで、

・一週間くらい腫れや痛みが続く可能性がある。
・練習再開は体調をみて行う。
・練習強度は少しずつ上げる。

と伝え、同意を得てから抜歯をしています。

「親知らずを抜きたい」と相談を受けた場合、その時期については基本的にはアスリート本人に任せているそうです。具体的な抜歯時期の設定を歯科がしないのは、競技の違いや個人差があることが最大の理由ですが、一年中大会が開催されていて時期が特定できないこと、選手によって大事な大会が異なること、抜歯が原因で発熱などが起きたときの試合結果の責任が取れないこと、などの事情もあります。

基本的にはオフシーズンに行うよう指導しますが、難しいことも多く、遠征や大会、練習のスケジュールをコーチや監督と相談して抜歯の時期を決定します。

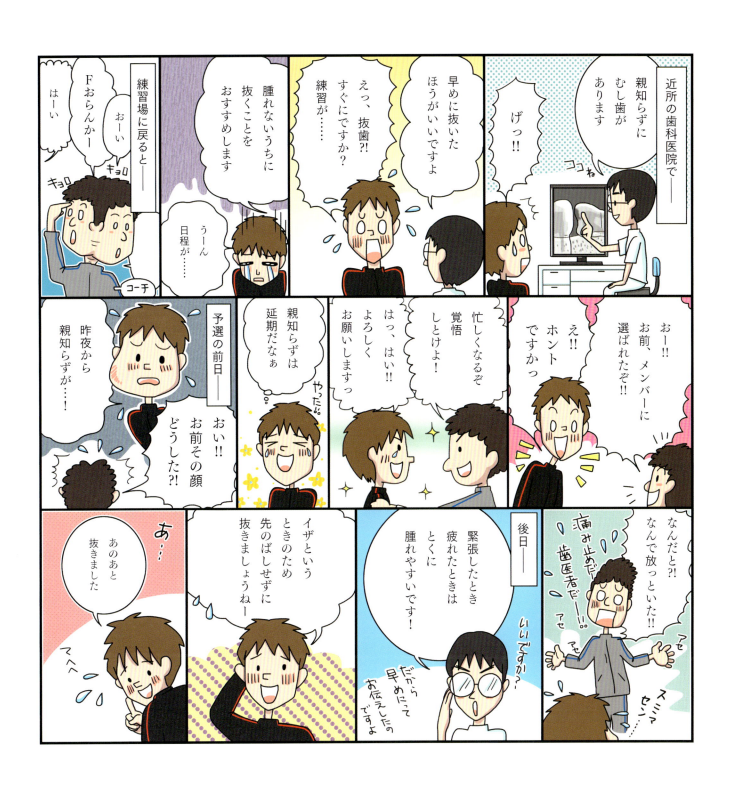

一般的には、抜いた後かなりつらい思いをするかたもおられますが、トップアスリートの抜歯後の状況はどんなものでしょう?

JISSの歯科衛生士さんによると、個人差はありますが、早いと翌日の午後から練習をスタートしているアスリートもいるようです。そして一週間後には、ほとんどの選手が通常の練習ができるくらいまで回復しているとのことです。練習を休みたくないのか、強靭なからだをお持ちだからか、一般のかたよりどうやら治りが早いようですね。

将来トップアスリートを目指すかたは競技会に支障が出ないように、炎症を起こしそうな親知らずは早めに抜いておいたほうがよいですよ。

もちろん一般のかたも、人生のここ一番というときに困らないように、早めの抜歯をおすすめします。

トレーニング疲れが歯周病に影響？

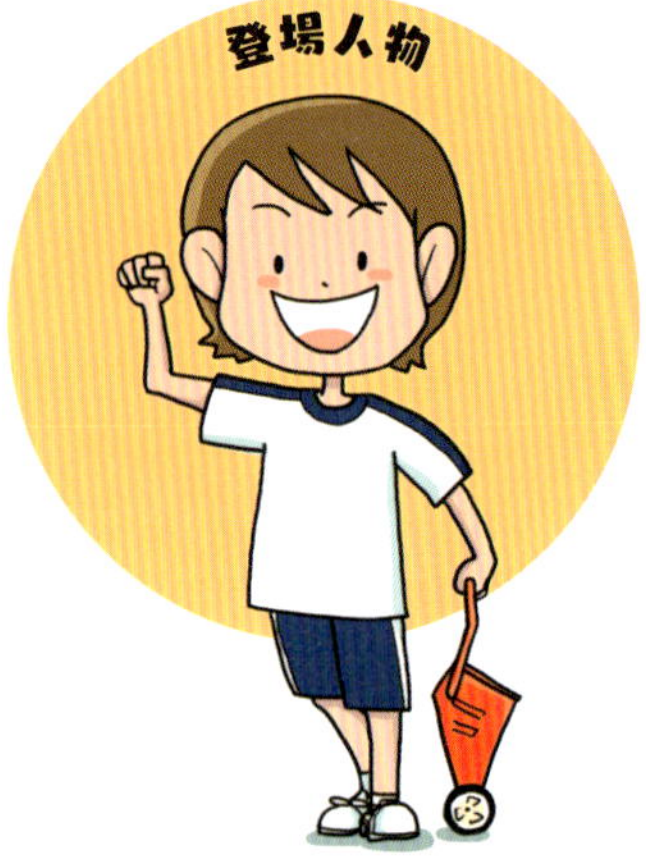

○□高校陸上部の部長Aさん。
練習に、新入生の指導に、
八面六臂《はちめんろっぴ》の大活躍！

歯周病のはじまりは、歯みがき不足による「歯肉炎」（歯ぐきの腫れ）。この初期症状の段階なら治療すればもとどおりに治りますが、放っておくと炎症が歯ぐきの奥に入り込み、歯を支える骨を溶かしてしまうので早期発見・早期治療が大事です。定期的に歯科医院で歯石を取り、炎症を防いでいきましょう！

スポーツの現場を回っていると、「あの名選手が指導者に！」ということがよくあります。現在さまざまな競技の協会で指導されているかたのほとんどが、往年のトップアスリートです。

そのかたたちに歯についてのお話をお聞きすると、「俺らの現役の頃は、グラグラになった歯をチームの合宿所で自分で引っ張って抜いていた先輩もいたものだよ」と、武勇伝を披露されることもよくあります。グラグラの原因は歯周病ですね。

歯周病については、最近テレビコマーシャルで目にする機会が多くなり、どんな病気なのか、一般的にだいぶ知れ渡ってきました。

歯周病は、歯と歯ぐきの境目の歯周ポケットに付いたばい菌が炎症を起こす病気で、歯周病の危険因子（なりやすくなる要因）としては、まず喫煙が上げられます。そのほかには体質（遺伝）、糖尿病などの全身疾患、疲れや過度のストレスなどがあります。

症状としては、はじめは歯ぐきに炎症が起こり（歯周病の初期症状＝歯肉炎）、「血が出るなあ」と放置していると、歯を支えている骨が溶けていってしまいます（悪化した症状＝歯周炎）。

歯周病は相当悪くならないと痛みが出ないので、むし歯のようには気づかず、つい放置してしまって、異変（膿が出る、歯がグラつく、口臭がひどいなど）が気になるようになったころには、時すでに遅し。抜かなくてはいけない場合も多いのです。

私が歯科医院で診療している印象では、最近はむし歯が原因で歯を抜くより、歯周病で抜くケースが増えているように思います。

私がお口を拝見しているバレーボールのアスリートに限って言えば、15歳から30歳くらいまでと年齢が若いので、たいていのかたは歯ぐきだけが腫れた歯肉炎の段階で、今にも抜けそうな歯があるかたは見受けられません。

歯周病がひどくなりやすいのはおもに50歳くらいからですが、歯周病に弱い体質のかたですと、10代後半からすでに悪化がはじまっていて、最近は小学生の歯周病も問題になっています。

歯ぐきも身のうちで、体調の変化に反応を起こすものなのです。というか、かなり敏感に反応します。

歯ぐきはもともとナタデココのような乳白色の組織ですが、血液の色が透けてピンク色をしています。ですから、血行不良や血液成分に異常があると、歯ぐきの色が黒ずんできたりします。妊娠時のホルモン異常などでもそうですね。また、怖い話ですが、白血病の初期症状は歯ぐきに現れたりします。

あなたの今日の健康を占う意味で、毎日朝の歯みがきのときに鏡で歯ぐきの色を確か

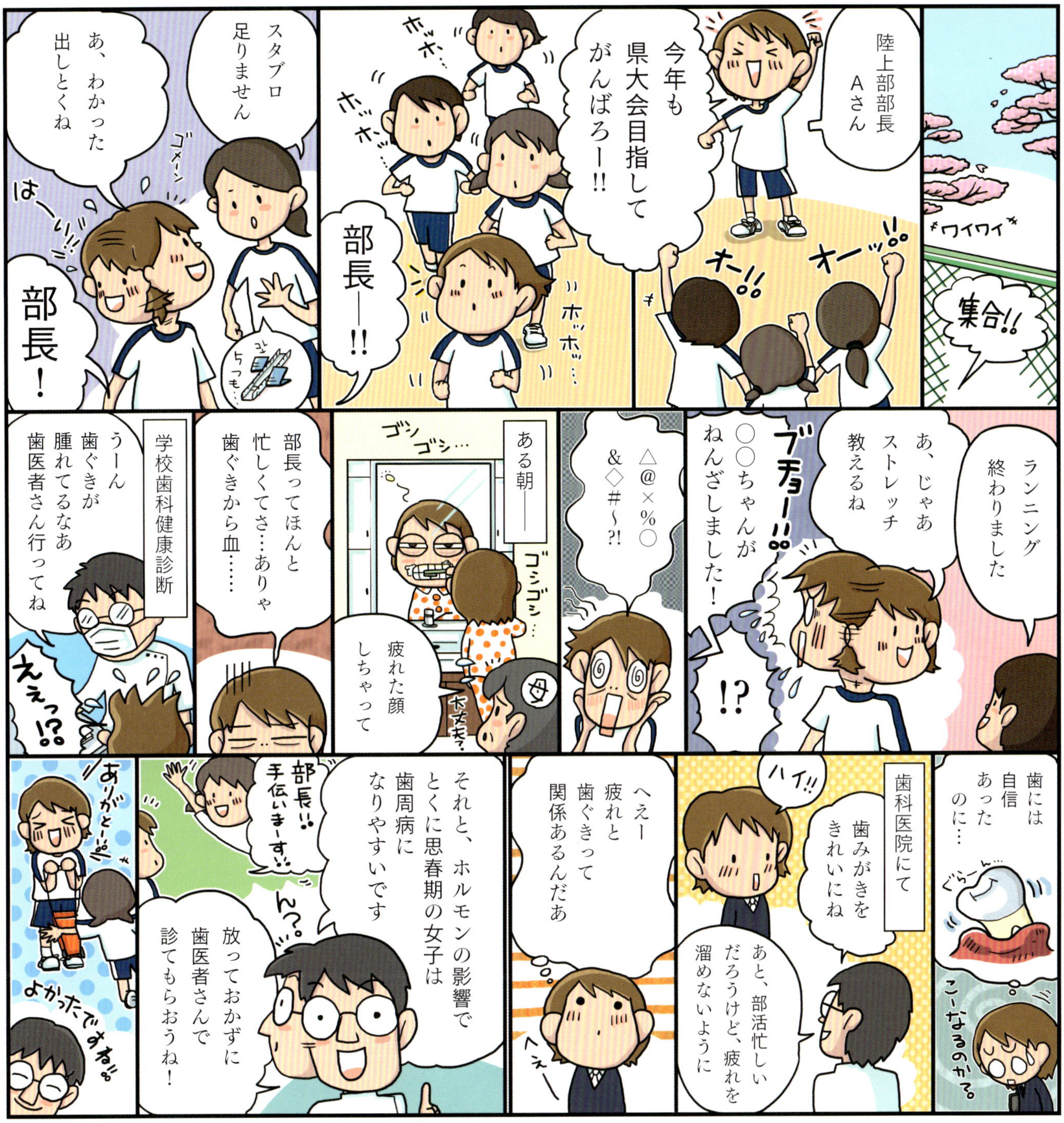

ワイワイ
集合!!
陸上部部長 Aさん
オーッ!!
オー!!
今年も県大会目指してがんばろー!!
ホッホ…
ホッホッ…
ホッホッ…
部長――!!
スタブロ足りません
ゴメーン
あ、わかった出しとくね
はーい!!
部長!
ランニング終わりました
あ、じゃあストレッチ教えるね
ブチョー!!
○○ちゃんがねんざしました!
!?
△@×%○&◇#~?!
ある朝――
ゴシゴシ…
ゴシゴシ…
疲れた顔しちゃって
母
部長ってほんと忙しくてさ…ありゃ歯ぐきから血……
学校歯科健康診断
うーん歯ぐきが腫れてるなあ歯医者さん行ってね
ええっ!?
歯には自信あったのに…
ぐら〜ん
こーなるのかな。
歯科医院にて
歯みがきをきれいにね
ハイ!!
あと、部活忙しいだろうけど、疲れを溜めないように
へえー疲れと歯ぐきって関係あるんだあ
へえ〜
それと、ホルモンの影響でとくに思春期の女子は歯周病になりやすいです
部長!!手伝いまーす!!
ん?
放っておかずに歯医者さんで診てもらおうね!
ありがとー!!
よかったですね。

めてみましょう。ちょっとした寝不足でも症状が現れることがありますよ。

今年のバレーボール日本代表の歯科健診のときに、毎回きれいに歯を手入れしていてほとんど問題がない歯科健診優等生の選手が、「おや?」、めずらしく歯ぐきが腫れていて歯周病の健診結果がよくありません。

「最近まで頑張っていたのですね。試合の疲れが残っているからよく休んでください」と選手に話すと、「歯ぐきからもそんなことがわかるんだー!」と言って健診室を出て行かれました。

そうです、歯医者には黙って座ればピタッと当てる、占い師の能力もあるのです。

アスリートの敵か味方か？スポーツドリンク！

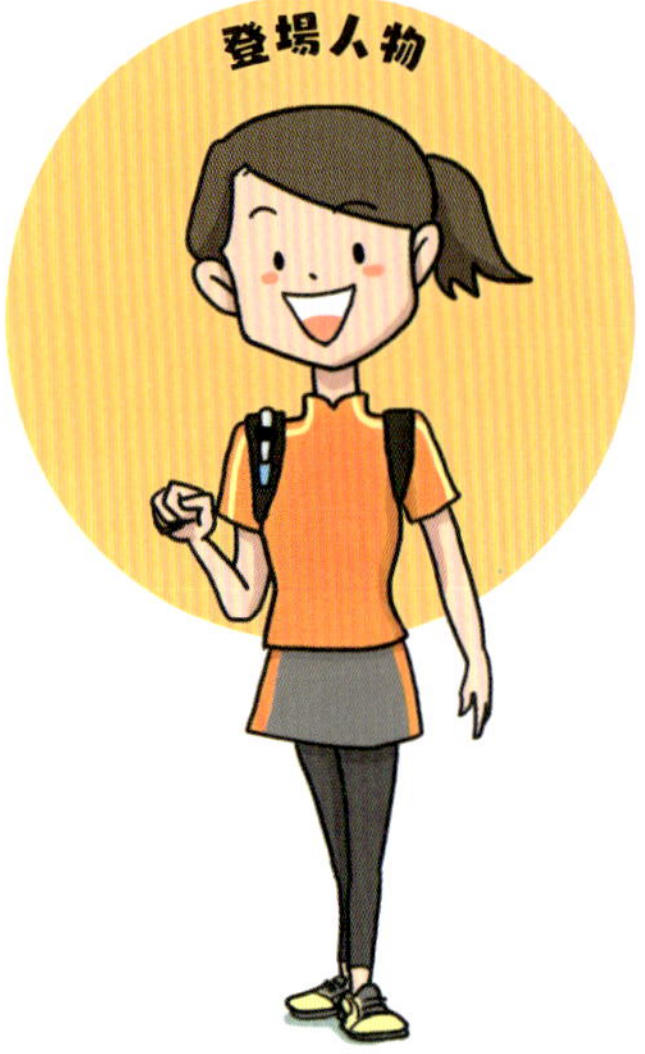

出社前のジョギングが日課になっている会社員のAさん。

スポーツや夏の熱中症予防にとってスポーツドリンクのすぐれた機能はとても頼りになります。そこで、口呼吸のために飲料の糖や酸が口にとどまりやすいスポーツ中はとくにスポーツドリンクを飲んだらひと口水も飲み、歯を大切にしていきましょう！

今より少し前、ニューヨークのセントラルパークの周りをジョギングしているランナーたちのあいだで、タンクバッグにスポーツドリンクを入れて走りながら飲むのが流行りました。その結果、多くの市民ランナーがむし歯で悩んでいると話題になりました。

スポーツや暑い日の外出時にスポーツドリンクを飲んでいるのは、アスリートばかりではないでしょう。夏の猛暑日や熱帯夜に、汗で失った水分や電解質を補給して熱中症を予防するために飲んでおられるかたも多いのではないでしょうか。

それではアスリートは、スポーツドリンクを実際どれくらい飲んでいるのでしょう？　私がお世話をしているバレーボールのトップ選手に競技中の消費量をうかがってみました。かなり多いのではと思っていたのですが、その量は意外にも私の予想を下回っていました。「むし歯になるのが怖いから」と答えてくださる選手が多く、スポーツドリンクが歯によくないと多くのトップアスリートが知っていること、アスリートにとってむし歯は怖い存在なのだなと、あらためて認識しました。

ところで、なぜスポーツドリンクを飲むとむし歯になりやすいのか、その理由をご存知ですか？　じつは、スポーツドリンクにはむし歯菌の大好きな砂糖が入っていてむし歯の原因になるうえ、スポーツドリンクに含まれる酸が硬いエナメル質を溶かして薄くしてしまうと、むし歯に対する防御が弱くなってしまうのです。

スポーツドリンクの酸性度は、pH約3.5で、エナメル質を溶かしはじめる酸性度であるpH5.5を大きく上回っています。長い時間スポーツドリンクに歯がさらされると、酸蝕症といって歯の表面のエナメル質が病的に溶けます。そこへ、成分に含まれる砂糖をむし歯菌がさかんに食べて酸を出すので、むし歯ができやすいという、ダブルパンチの危険性があります。

こんなお話をすると、スポーツドリンクはまるで敵のようですが、そうではありません。むし歯が怖いからと運動中に水やお茶だけを飲んでいると、電解質やエネルギーが不足して頭がボーッとしたり、痙攣《けいれん》を起こしてしまうこともあるのです。

また、最近は、むし歯菌が酸を作れない糖類を配合してエネルギー補給効果を狙っているものもあります。しかし、このような糖は吸収に時間がかかったりお腹がゆるくなってしまう傾向があり、スポーツの現場では敬遠されることもあるようです。

高いパフォーマンスを要求されるアスリートにとって必須なのは、水分、電解質とともに、運動で失われたエネルギーをすばやく補給できる砂糖

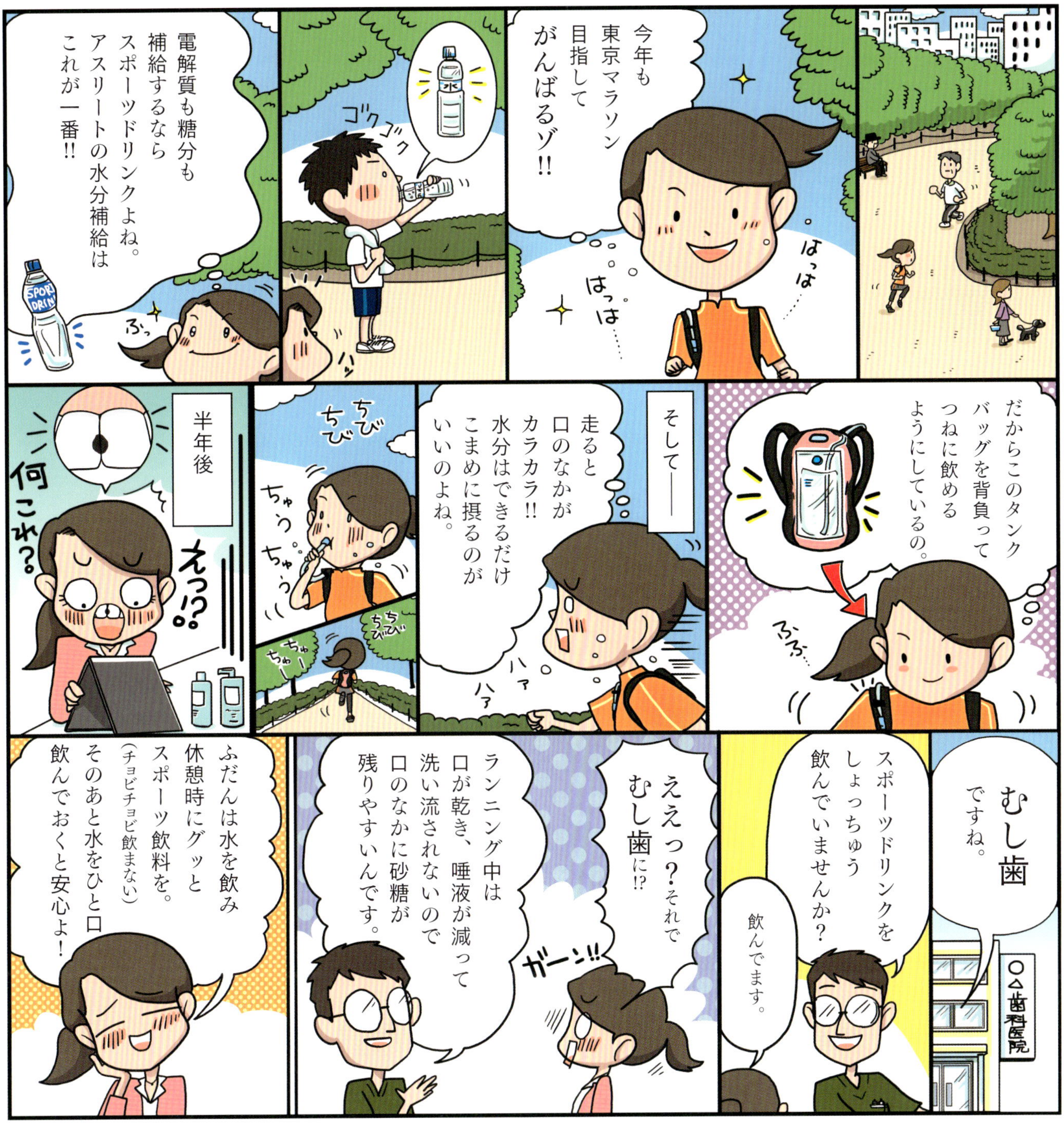
今年も
東京マラソン
目指して
がんばるゾ!!
はっは……
はっは……
ゴクゴク
ハッ
電解質も糖分も補給するならスポーツドリンクよね。アスリートの水分補給はこれが一番!!
ふっ
だからこのタンクバッグを背負ってつねに飲めるようにしているの。
ふふ…
そして——
走ると口のなかがカラカラ!! 水分はできるだけこまめに摂るのがいいのよね。
ハァ
ハァ
ちびちび
ちゅうちゅう
ちびちび
ちゅーちゅー
半年後
何これ?
えっ!?
むし歯ですね。
○△歯科医院
スポーツドリンクをしょっちゅう飲んでいませんか?

飲んでます。

ええっ?それでむし歯に!?

ランニング中は口が乾き、唾液が減って洗い流されないので口のなかに砂糖が残りやすいんです。

ガーン!!

ふだんは水を飲み休憩時にグッとスポーツ飲料を。

(チョビチョビ飲まない)

そのあと水をひと口飲んでおくと安心よ!


が入ったドリンクなのでしょう。スポーツは筋肉を使うだけでなく、頭脳をフルに使います。砂糖が分解されてできるブドウ糖は、脳を動かす栄養源ですから、とても大切なものなのです。

　スポーツドリンクは、メーカーが時間と開発費をかけて作った優れた飲み物です。

　ちょっと大げさな話ですが、「スポーツドリンクは薬だ」と思って特性をよく理解し、飲むごとにひと口水も飲むとか、口をすすぐとかして対策をきちんと行っていれば、極限状態で活躍するアスリートや夏場の熱中症予防にとって、強い味方であり続けると思います。

　スポーツドリンクを「敵にするか」「味方にするか」はあなた次第です。

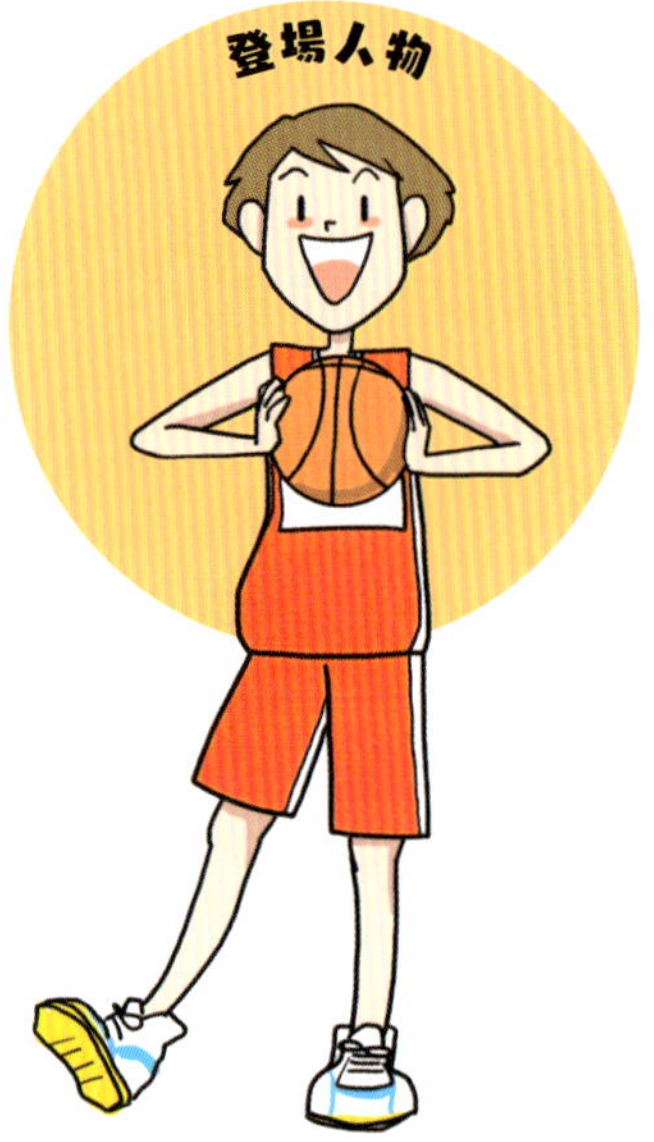

高校女子バスケ部の
主力選手のKさん。
ビタミン飲料愛飲中！

炭酸やビタミン飲料と酸蝕症

疲労回復に効果のあるビタミン飲料や気分転換に欠かせない炭酸飲料。「糖質オフのゼロカロリーなら歯にもいい」と思われがちですが、忘れてはならないのが飲料に含まれる酸による影響です。

執筆協力：豊島由佳子

バレーボール実業団で活躍中の選手が、「痛みはないですが、前歯の表面が白く濁った色になって気になります」と来院しました。

3カ月前に診たときにはなかったのに、初期むし歯かなと拝見すると、プラーク（歯垢、むし歯の原因）が溜まりにくい前歯の真ん中あたりが広くうっすら白濁しています。彼女を悩ませたこの症状は、酸蝕症でした。

酸蝕症は、歯の表面のエナメル質が酸によって溶けて色が変わったり、欠けてきたりするのですが、むし歯と違うのは、ばい菌が関与していないことです。

最近、むし歯、歯周病につぐ口のなかの第3の病気として認知されてきたTooth Wear（歯質喪失）の一つとして分類されています。むし歯は予防が進んで減少傾向ですが、酸蝕症は増加傾向にあり、世界的に問題視されています。

酸蝕症といえば、昔は酸性のガスが充満しているメッキ工場やガラス細工工場などで働いているかたに発生する職業病でしたが、近年ではむしろ一般のかたに多く見られるようになりました。

その原因は、清涼飲料水、スポーツドリンク、酎ハイやワイン、一部の果汁や酢などの酸の強い飲食物の摂り過ぎによるもの。逆流性食道炎・拒食症の嘔吐時など胃酸が原因となるもの。ビタミン剤やアスピリンなど酸性の薬剤によるものなどがあります。

日々の暮らしのなかで続けている行為によって発症することを考えると、糖尿病や高血圧症と同じ生活習慣病といっても過言ではないでしょう。

相談に来院した選手に生活習慣についてお聞きしたところ、歯の手入れに問題はないけれど、炭酸飲料にはまっていることが判明しました。炭酸飲料の代表格であるコーラ飲料のpHは約2.2。胃酸の酸性度の数値（pH1～2）に近く、歯が溶けはじめるpH5.5よりだいぶ酸性度が上回っています。

ただでさえ、激しい運動で口のなかが乾き、唾液で洗い流されないうえ、酸性のスポーツドリンク（pH約3.5）が欠かせないトップアスリート。毎日飲み続けていた炭酸飲料の酸がエナメル質のダメージに輪をかけてしまっていました。

また、トップアスリートも一般のかたと同様に、疲労時には酸味のある物がほしくなりますし、栄養士からも果物の摂取をすすめられています（グレープフルーツ1玉/日）。

そこで日本のスポーツのメッカ、国立スポーツ科学センター（JISS）では、歯科健診で従来の項目以外に酸蝕症のチェックも行い、酸蝕症予防の指導を強化されているということです。

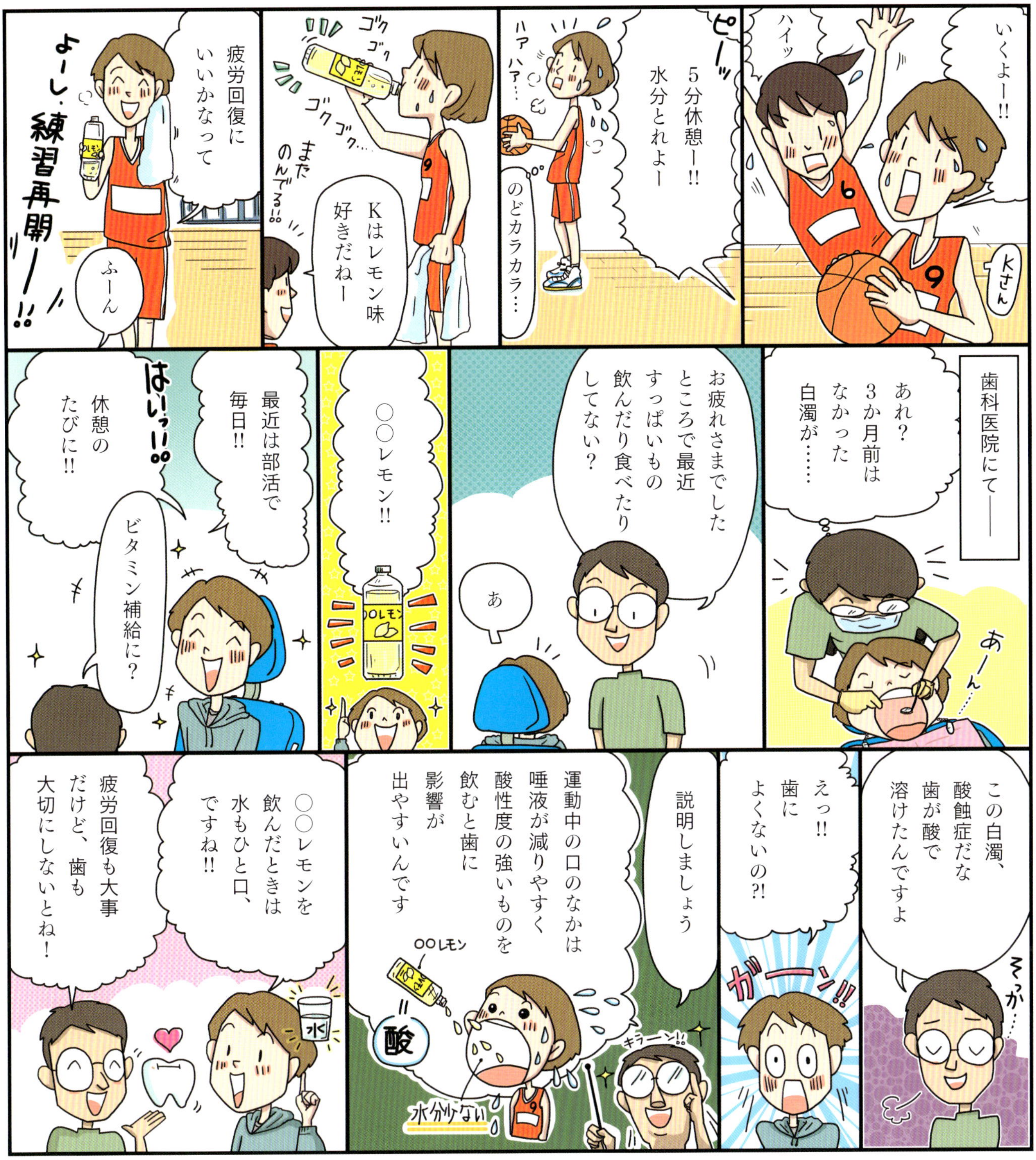

いくよー!!
Kさん
ハイッ
ピーッ
5分休憩ー!!
水分とれよー
ハァ
ハァ…
のどカラカラ…
ゴクゴク
ゴクゴク…
またのんでる!!
Kはレモン味好きだねー
疲労回復にいいかなって
ふーん
よーし・練習再開ー!!
歯科医院にて――
あれ?
3か月前はなかった白濁が……
あーん…
お疲れさまでしたところで最近すっぱいもの飲んだり食べたりしてない?
あ
○○レモン!!
最近は部活で毎日!!

はいっ!!

休憩のたびに!!

ビタミン補給に?

この白濁、酸蝕症だな
歯が酸で溶けたんですよ
そっか…

えっ!!

歯によくないの?!

ガーン!!

説明しましょう
キラーン!!

運動中の口のなかは唾液が減りやすく酸性度の強いものを飲むと歯に影響が出やすいんです
○○レモン
酸
水分少ない
○○レモンを飲んだときは水もひと口、ですね!!
水
疲労回復も大事だけど、歯も大切にしないとね!

炭酸飲料やビタミン飲料好きの人に「全面禁止」は気の毒。
そこでストローで飲む、ダラダラ飲まない、飲んだ後は水やお茶をひと口飲む、
フッ素の入った歯みがき剤を毎日しっかりと使う、
再石灰化成分配合のガムを噛むなど、酸蝕症予防の指導をしています。
みなさんもエナメル質をいたわりましょう!

よく噛んで食べ唾液の力を引き出す

唾液は、お口とからだの健康を守る働きもの。むし歯になりかかった歯を補修したり、胃腸の働きを助けたり、抗菌作用も期待できます。よく噛んで唾液を体調管理に役立てましょう！

執筆協力：植田耕一郎

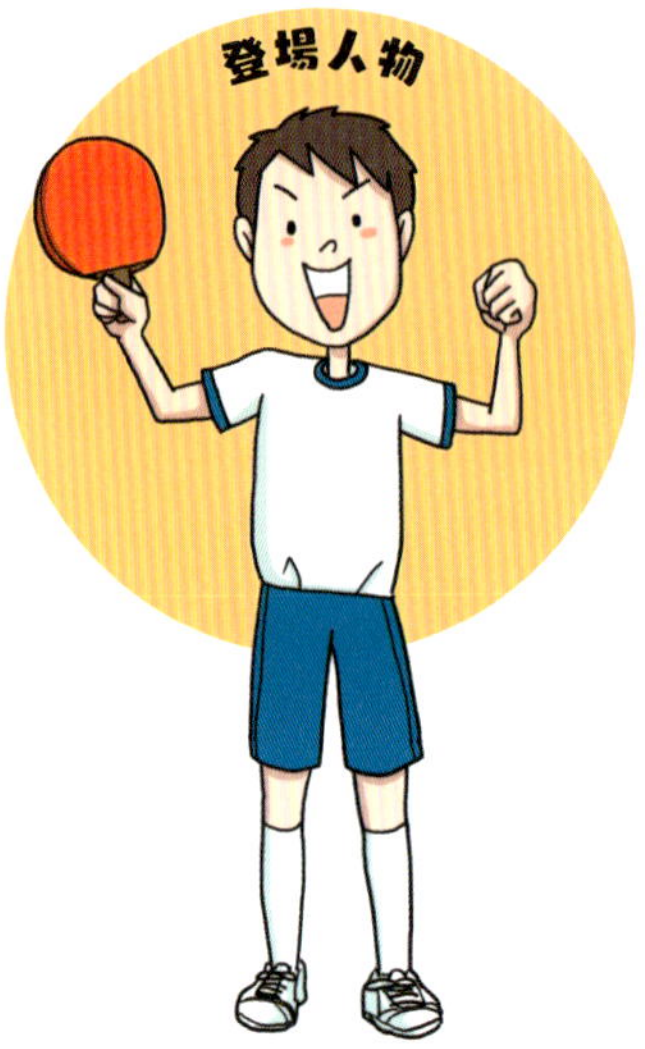

中学3年、卓球部のAくん。
昼休みに卓球がしたくて
お弁当タイムは3分だけ。

日本バレーボール協会では毎年、日本代表選手の海外遠征に帯同している医師らが集まり、1年を振り返る報告会が開かれます。

「あの選手が足を捻挫した」「この選手が肩を痛めた」というさまざまな報告のなかで、かなりの確率であるのが胃腸炎です。胃腸炎により試合に出られなかった、力を発揮できなかったという事態は、体力的に未成熟な若手の選手が新興国の大会に参加する際に起こりがちです。

渡航先の食事には選手も気をつけているのですが、遠征のたびに1人か2人はおなかが緩くなり、トイレから出られなくなってしまうようです。やはり、旅の疲れや練習と試合の疲れが重なって、胃腸も弱っているのでしょうね。

そのようなとき、選手を助けてくれるのが唾液です。唾液に含まれるリゾチームやラクトフェリンには抗菌作用があり、唾液の酵素には消化を助ける働きがあります。唾液を食べ物にたっぷり絡ませると、栄養を効率よく吸収し、胃腸の負担を軽くすることができます。

こんなありがたい唾液の作用を最大限に引き出すにはどうしたらよいでしょうか？それは、食べ物をよく噛むことです。

日頃の診察で患者さんに「よく噛んでください」とお願いすると、説明不足なのか、硬いスルメなどがよいのだろうと勘違いされるのですが、「よく噛む」とは、強く噛むのではなく、噛む回数を増やすことです。ひと口食べ物を口に入れたら30回噛むことが推奨されていて、よく噛むと唾液腺が刺激され唾液がたっぷり出てきます。

しかし、このひと口30回噛むというのは、やってみると難しいものです。私は実家が商家で早飯も芸のうちと言われて育ったためか、5回も噛むと食べ物がなくなってしまい、相当意識しないと30回噛み終わるまで食べ物を残せません。

合宿中の選手たちと食事をするときに食事の様子を拝見していると、早くからだを休ませたいのでしょう、時間は十分あるのに、さっさと食事をすませて席を立ってしまうかたが多いようです。

トップアスリートは毎日気を張っているので、楽しみにしている食事くらい好きに食べたいという気持ちは十分理解できます。

しかし唾液には、消化を助け、抗菌作用があるほかにも、むし歯菌が出す酸（むし歯の原因）で溶けかけた歯を修復する働き、お口のなかの酸を中和する働きなどなど、ありがたい機能がたくさんあります。よく噛んで唾液の作用を十分引き出すことも、アスリートの体調管理の必須条件かもしれませんね。

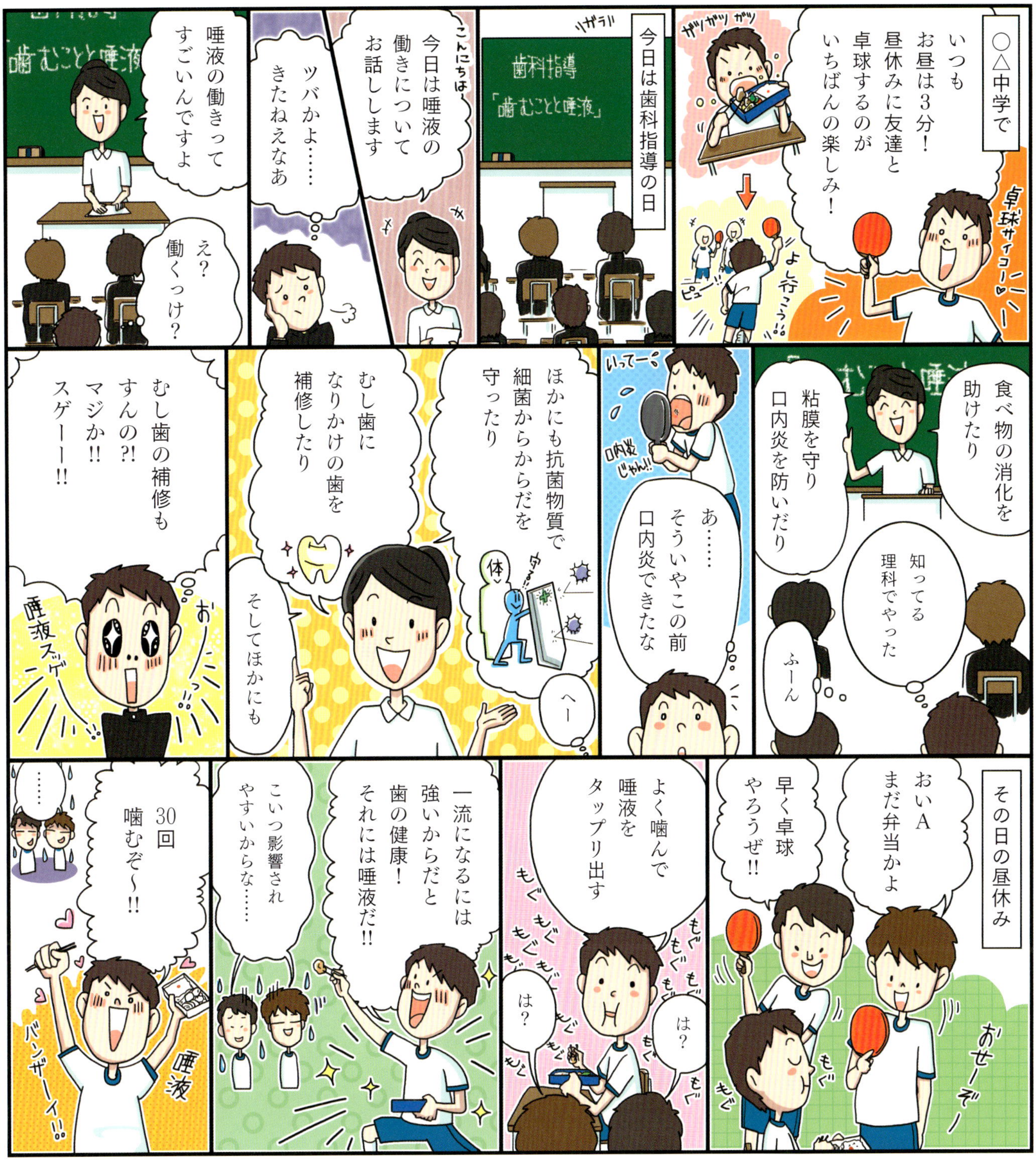
○△中学で
いつも
お昼は3分！
昼休みに友達と
卓球するのが
いちばんの楽しみ！
ガツガツガツ
卓球サイコー♥
よし行こう!!
ピュー!!
今日は歯科指導の日
ザワ
歯科指導
「噛むことと唾液」
こんにちは～
今日は唾液の
働きについて
お話しします
ツバかよ……
きたねえなあ
唾液の働きって
すごいんですよ
え？
働くっけ？
噛むことと唾液
食べ物の消化を
助けたり
粘膜を守り
口内炎を防いだり
知ってる
理科でやった
ふーん
いってー
口内炎じゃん!!
あ……
そういやこの前
口内炎できたな
ほかにも抗菌物質で
細菌からからだを
守ったり
体
守る
へー
むし歯に
なりかけの歯を
補修したり
そしてほかにも
むし歯の補修も
すんの?!
マジか!!
スゲーー!!
おー…っ!!
唾液スゲー
その日の昼休み
おいA
まだ弁当かよ
早く卓球
やろうぜ!!
おせーぞ
もぐもぐ
よく噛んで
唾液を
タップリ出す
もぐもぐ
は？
は？
一流になるには
強いからだと
歯の健康！
それには唾液だ!!
こいつ影響され
やすいからな……
30回
噛むぞ～!!
……
バンザーイ!!
唾液

アスリートからよく聞く悩みの一つに、口内炎があります。
じつは口内炎の予防にも唾液が役に立ちます。
粘膜をうるおす保護作用が傷を減らし、
抗菌物質が炎症を抑えてくれるからです。
よく噛んで唾液を出し、口内炎を防ぎましょう！

アスリートにおすすめ
10分間「ながら歯ブラシ」

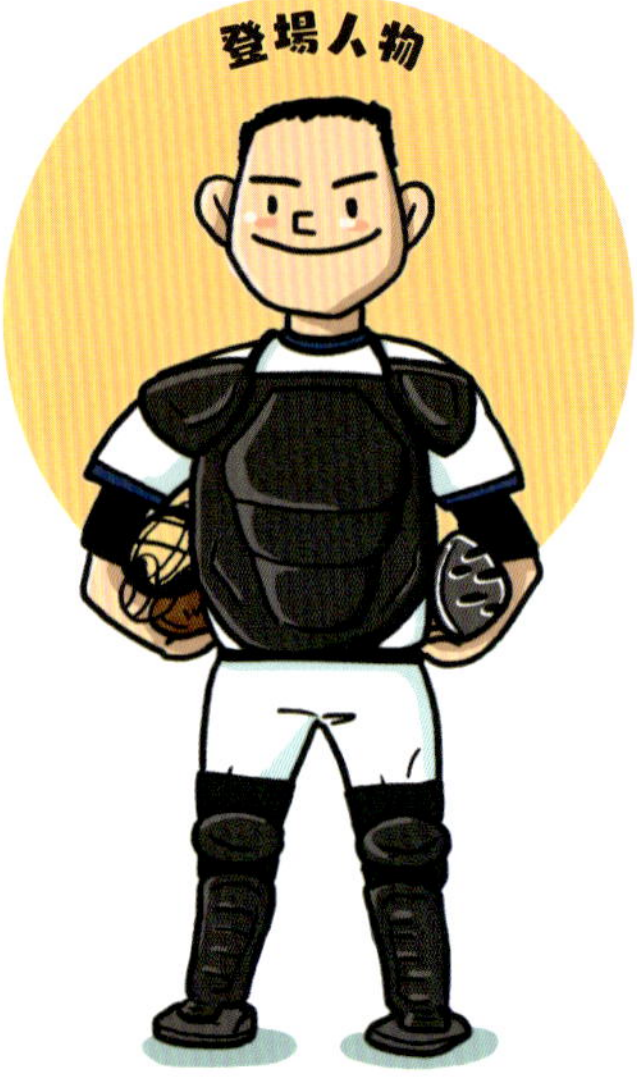

○▽高校野球部キャッチャー
頼れる背番号2番
17歳のEくん。

**朝はゆっくり歯ブラシできず、お昼休みも短くて
歯ブラシの時間を取るのが難しいというかたが多いのでは?
せっかくやるなら、負担感を減らして、
寝る前の「ながら歯ブラシ」で楽しくどうぞ。
あっという間に10分が過ぎますよ!**

執筆協力:田村宗明

「10分間歯ブラシ」というと、「あれっ?」と思うかたもいらっしゃると思います。「10分間は、みがき過ぎじゃない?」「歯ブラシは名詞でしょ?」という疑問がわくのではないでしょうか?

　私は口のなかで歯ブラシを使って掃除することを、歯科医院においでの患者さんには歯みがきと言わず、「歯ブラシしてください」とお願いしています。

　ご存知の通り、むし歯も歯周病も、ばい菌が起こす病気です。ですから予防のためには、しっかりと歯にブラシをかけてばい菌(プラーク、歯垢)を落としてほしいのです。

「歯みがきしてください」というと、言葉通りただツルツルっと「磨《みが》く」だけで、ベタベタのばい菌を取っていないかたが見受けられますし、みがくという行為は、歯や歯ぐきを傷めてしまいそうです。

　ちなみに英語ではtooth polishingでなく、brushingといいます。歯にブラシをかけるというイメージですね。

　みなさんは、歯医者さんで歯を赤く染め出した経験がありますか? 歯を赤くしたのは歯垢染色液といって、ばい菌に色をつける薬です。そのとき、赤い部分を全部取るのに何分くらいかかりましたか?

　多分2〜3分では取れなかったと思います。私の医院では、完璧に落とすにはみなさん10分ほど確実にかかっています。2〜3分の歯ブラシでは、逆に言うと、毎回同じ場所に歯垢を取り残しているということになります。

　アスリートのお口は、前にも書かせていただきましたが、口呼吸が多くなるため口のなかが乾くことが多く、ばい菌の活動を抑えたり、歯を再石灰化して守ってくれる唾液の働きが十分に働きにくいです。また、スポーツドリンクをよく飲んだりする影響で、むし歯になりやすい環境のなかにいます。

　それにアスリートは、プロもアマチュアも、ともすると練習が忙しく、一日に何回もていねいに歯ブラシをかけることは不可能に近いほど多忙な状況にいます。ですから、私は歯科指導を担当している選手に向けて、「一日一回でいいから、寝る前に10分間歯ブラシをしてください」と頼みました。

　なぜ一日一回でよいかというと、むし歯菌が歯にしつこくくっ付いて悪さをはじめるまでには24時間ほどかかるということを、細菌学の先生にお聞きしたからです。24時間以内にかならず一回、しっかりと歯垢を取れば、むし歯を防ぐことができる、というわけです。

　そうはいっても、10分というのはかなり長時間です。私も簡単にはできません。ですから、洗面所に行かなくても、テレビを観ながらでも、本を読みながらでもいいですよと

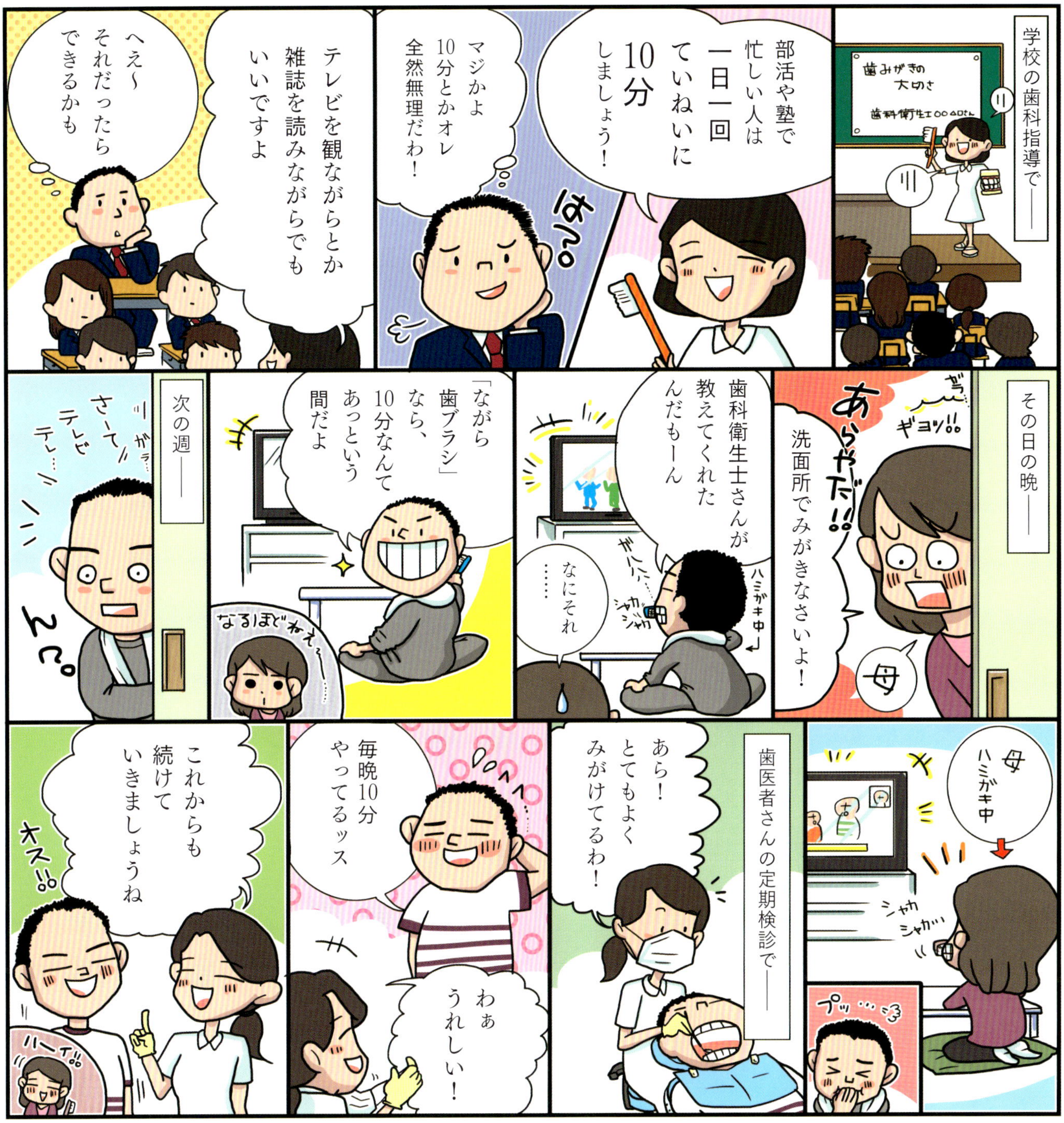
学校の歯科指導で――
歯みがきの大切さ
部活や塾で忙しい人は一日一回ていねいに10分しましょう!
はァ?
マジかよ 10分とかオレ全然無理だわ!
テレビを観ながらとか雑誌を読みながらでもいいですよ
へぇ～ それだったらできるかも
その日の晩――
ガラッ
ギョッ!!
あらやだ!!
洗面所でみがきなさいよ!
母
歯科衛生士さんが教えてくれたんだもーん
ハミガキ中
シャカシャカ
なにそれ……
「ながら歯ブラシ」なら、10分なんてあっという間だよ
なるほどねえ～……
次の週――
ガラッ
さ～て テレビ テレ…
ん?
母 ハミガキ中
シャカシャカ
プッ…
歯医者さんの定期検診で――
あら! とてもよくみがけてるわ!
毎晩10分やってるッス
わぁ うれしい!
これからも続けていきましょうね
オス!!
ハーイ!!

お話ししました。湯船につかりながらする選手もいます。人生の大事な10分を、歯の手入れのためだけに費やさなくてもよいのです。

そしてそのとき、できるだけタップリと歯みがき剤を使って歯ブラシできれば理想的です。もしもカラみがきで歯ブラシをする場合は、歯ブラシのあと洗面所に行って、必ず歯みがき剤をつけて30秒ほど歯ブラシをします。

そしてうがいは「おちょこ1杯くらいの少ない水で一回だけ」。こうすると、歯を硬く丈夫にしてむし歯から歯を守ってくれるフッ素の有効成分が口のなかに残るので、完璧です。

「ながら歯ブラシ」で一日一回10分間。これならできそうな気がしませんか? 今晩からあなたの歯ブラシの習慣が変わるとよいですね。

PART2

知ると知らないでは大違い！

歯並び
くいしばり
歯やあごのケガ

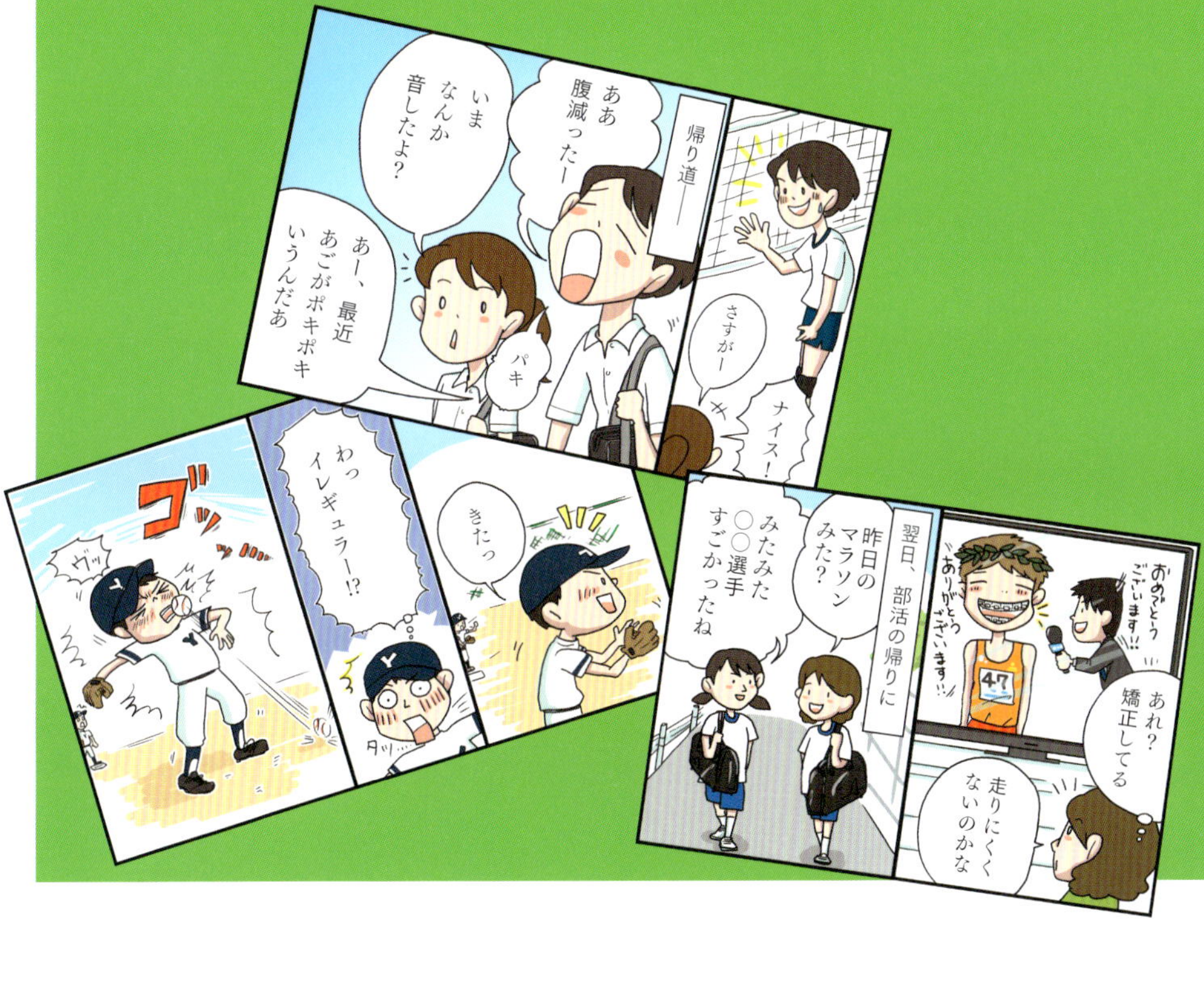
帰り道――
ナイス！
さすがー
ああ 腹減ったー
いま なんか 音したよ？
パキ
あー、最近 あごがポキポキ いうんだあ
きたっ
わっ イレギュラー!?
ゴッ
翌日、部活の帰りに
昨日の マラソン みた？
みたみた ○○選手 すごかったね
おめでとうございます!!
ありがとうございます!!
あれ？ 矯正してる
走りにくく ないのかな

歯並びや噛み合わせと運動能力の関係

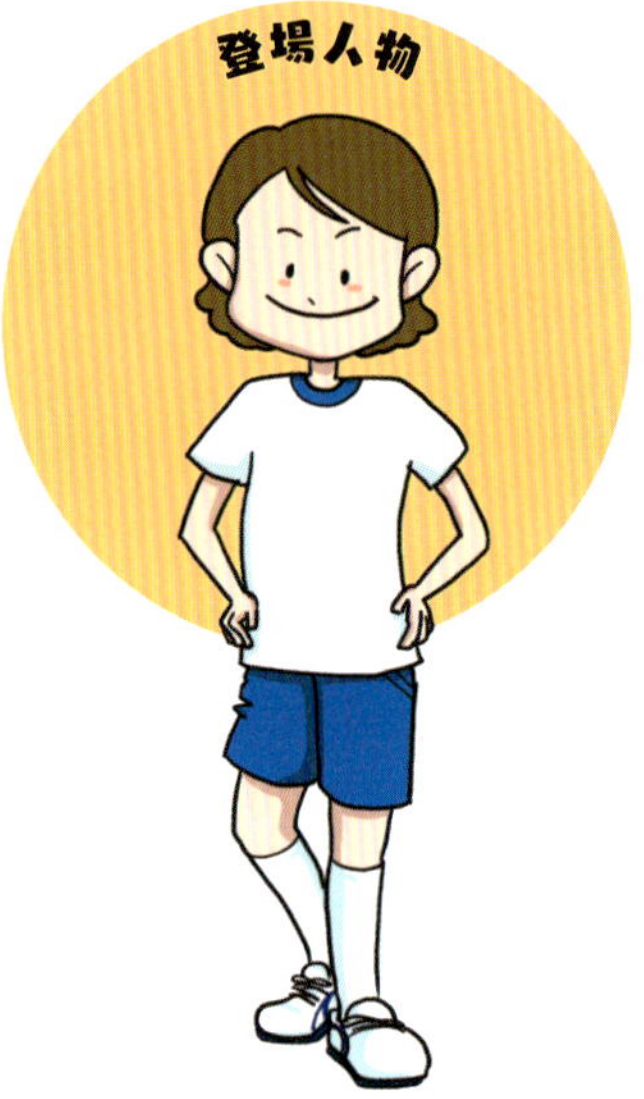

中学陸上部の長距離選手、
3年生のMさん。
将来の夢はマラソン選手！

部活や受験で忙しくなると
矯正治療をしたくてもなかなかはじめられないもの。
中学生頃にしておくか、あるいは骨格が柔軟な
思春期成長期前のほうが治療に有利な場合もあります。
お子さんの歯並びは、小学校に入る頃に
一度矯正専門医に相談することをおすすめします。

執筆協力：武田友孝／中島一憲

歯

医者というものは悲しいさがで、人の顔を見るとすぐに口もとに目が行ってしまいます。

テレビのスポーツ中継を見ていても、ついついアップになった選手の歯並びなどが気になります。試合の経過より選手の歯が気になってしょうがないというのは、一種の病気ですね。

そんな私が一番印象に残っているのは、のちに北京オリンピックの代表に選ばれた女子マラソンの選手が、矯正治療の装置をつけて走っていた姿です。

今ではスポーツ歯科の仕事をさせていただいているので、歯並びと運動能力の関わりについて理解していますが、そのときは「口もとをきれいにしたいんだな」くらいにしか思わなかったのを覚えています。

その後知ったことですが、彼女は二人三脚でオリンピックを目指していたご主人のすすめで、矯正治療をはじめたのだそうです。歯並びを治してからフォームが安定し、ケガが減って成績が上がったということでした。

それでは歯並びが悪いと、アスリートのパフォーマンスにどんな影響を与えるのでしょう？

まず、上下の歯の当たる面積が少ないと、必要なときにくいしばれず、重心が安定しにくいことがわかっています。重心が安定せず軸がブレやすいと、からだのバランスを補正しようとする無意識の力が働きます。そのため噛み合わせが悪いほど、余計な負担がからだにかかることになり、疲労しやすくなります。

また、しっかり噛めないと、噛む筋肉が十分に働きません。筋肉とは単独では効率よく働かないもので、隣り合った筋肉はもとより、離れた筋肉とも連動しています。そのため歯並びが悪く噛む筋肉がしっかりと働かないと、からだの筋肉も効率よく働きにくいのです。

厳しい練習を積んでいるアスリートにとっては、こうしたリスクが疲労やケガ、故障の原因になってきます。もっと身近な例ですと、高齢者のかたが入れ歯を入れていないとからだのバランスが悪くなり、転倒が多くなるのもこのためです。

「マラソン選手は、競技中くいしばっていないじゃないか？　なぜ噛み合わせが影響するんだろう？」と疑問に思うかたもいらっしゃるかと思います。

噛む筋肉は、食べたり、しゃべったりするときにも当然ながら使われています。ふだんからガタガタの噛み合わせでガチャガチャ噛んでいると、筋肉の動きにクセがついて、それが姿勢などにも影響を与えてしまいます。

また噛み合わせが不安定であごの関節の動きがぎこちな

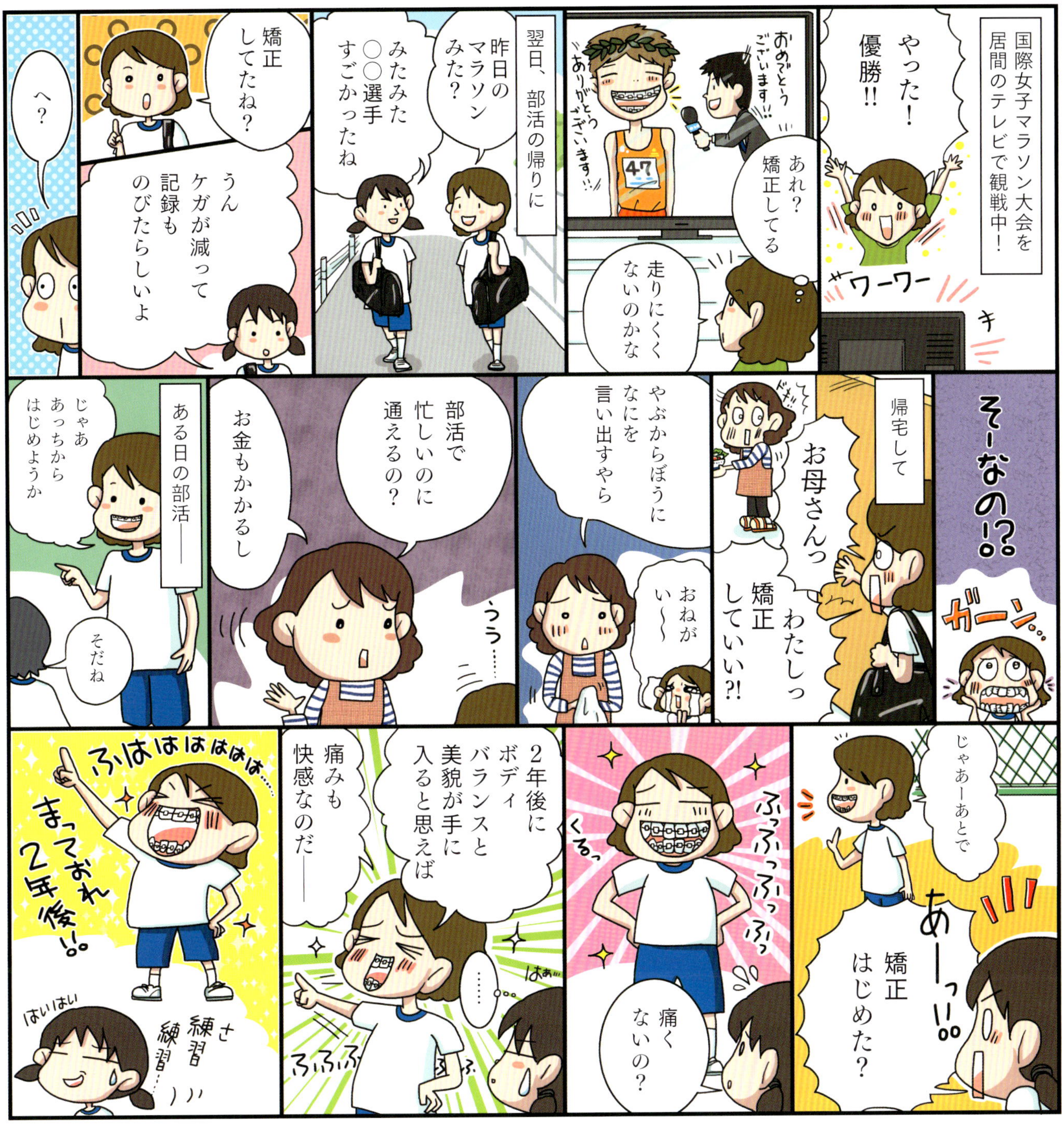
国際女子マラソン大会を居間のテレビで観戦中！
やった！優勝!!
ワーワー
キ
おめでとうございます!!
ありがとうございます!!
47
あれ？矯正してる
走りにくくないのかな
翌日、部活の帰りに
昨日のマラソンみた？
みたみた○○選手すごかったね
矯正してたね？
うんケガが減って記録ものびたらしいよ
へ？
そーなの!?
ガーン…
帰宅して
お母さんっ
わたしっ矯正していい?!
ドキッ
やぶからぼうになにを言い出すやら
おねがい～
部活で忙しいのに通えるの？
お金もかかるし
うう……
ある日の部活——
じゃああっちからはじめようか
そだね
じゃあーあとで
あーっ!!
矯正はじめた？
ふっふっふっふっ
くるっ
痛くないの？
2年後にボディバランスと美貌が手に入ると思えば
痛みも快感なのだ——
……
はぁ
ふふふ
ふはははははは……
まっておれ2年後!!
はいはい
練習さ練習…

いと、その近くにある三半規管に影響を与え、からだのバランス感覚が悪くなるとも考えられています。アマチュアアスリートはもちろん、年をとってもカクシャクと過ごすためにも、噛み合わせはとても重要なのです。

　歯並びを治すには、時間と費用、そして精神的、肉体的な負担がかかりますので、治療を開始するタイミングも大事です。

　将来トップを狙おうというアスリートのかたは、早めに矯正専門医のいる歯科医院で相談されるとよいでしょう。

　勝利者インタビューに映える、口もとのきれいな美男・美女アスリートが誕生しますよ。

スポーツ中の噛みしめについて

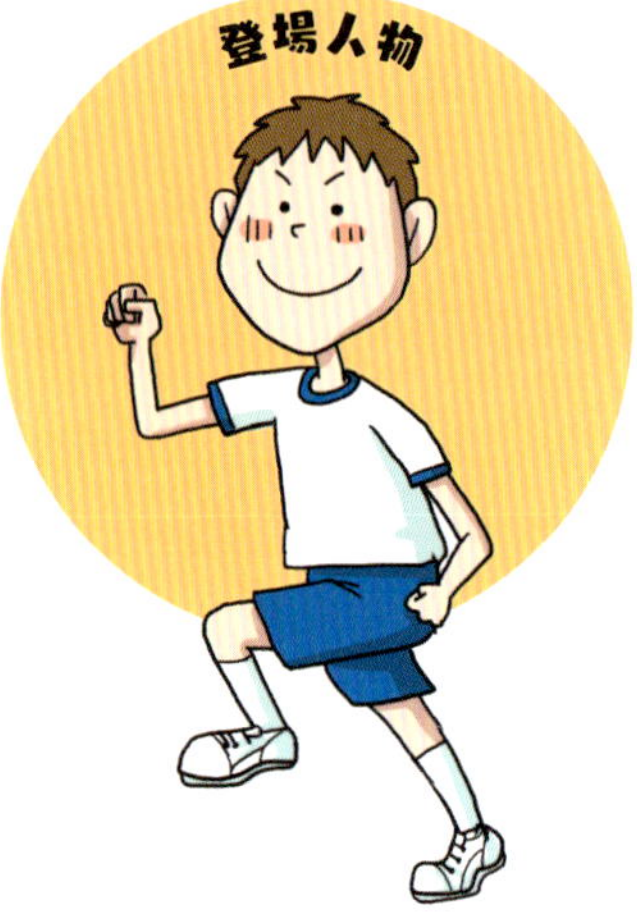

〇△中学2年生
陸上短距離選手のMくん。
来年の県大会目指し
急成長中！

**スムーズな素早い動きには、お口はリラックス！
姿勢を保つ静的な場面では、グッと噛むことにより、
姿勢を安定させる効果が生まれます。
競技のさまざまなシーンで上手に使い分けるには
やはり「アスリートは歯がいのち」ですね！**

執筆協力：武田友孝／中島一憲

スポーツのライブ観戦は、迫力と観客席の盛り上がりを体感できて最高ですね。

とはいえ、最近は大画面で見るテレビ観戦も臨場感が味わえてよいものです。撮影技術の進化は目を見張るものがあり、十分な光がない状況でもアップで、しかもスーパースローの映像を見られるようになりました。

目にも止まらぬ決定的な瞬間を即座にスロー再生で確認でき、スポーツ観戦の新たな楽しみを提供してくれているように思います。

さまざまな種目のなかでも花形といえば、陸上100メートル競走でしょう。ランナーの走る姿を肉眼で見ていると、「あっ」という間に終わってしまいます。しかし、スロー再生で確認すると、ウサイン・ボルト選手のようなトップランナーは、ゴールライン付近では口を開いて走っているのが分かります。

イメージ的にはくいしばって頑張っていそうなシーンですが、口もとはリラックスしています。トップスピードに乗った後に口を開けて走るのは、余分な力を抜いてゴールを目指しさらなる加速をするためです。

一方、重いものをゆっくり持ち上げるような運動の場合、噛みしめることは有効に作用するといわれています。

強く噛みしめることで、咀《そ》嚼《しゃく》筋《きん》という噛みしめに使われる筋肉が働くと、脳に刺激がいき、脳や脊髄《せきずい》にある全身の運動に関わる神経が活性化されるため、全身の筋肉がより強く活動できるからです。

また、多くの関節の周りには、相反する働きをする筋肉がついていて、そのおかげで関節を曲げたり伸ばしたりすることができます。

たとえば二の腕を曲げるときには腕の内側の筋肉が働き、伸ばすときには外側の筋肉が働きます。ふだんは、曲げる筋肉を使う場合には伸ばす筋肉の働きは弱められ、関節はスムーズに動きます。しかし、強く噛みしめると両方の筋肉が強く働き、関節を固定するように働きます。

そのため重量挙げのような動作の場合には、からだが安定し運動能力が上がるといわれています。

それでは逆に、素早い動きが求められる場合はどうでしょうか？ 噛みしめ過ぎると、関節にある両方の筋肉が強く働き、動きが固くなってしまいます。そのため、スムーズな動き、柔らかい動き、すばやい動きが必要なときには、噛みしめていないほうが有利と考えられています。

しかし、多くの競技では、動きのある動的な場面と、姿勢を保つ静的な場面が激しく切り替わります。優れたプレーヤーは場面に応じて「噛む」「噛まない」を上手に使い分けていると思われます。

たとえば、バレーボールの

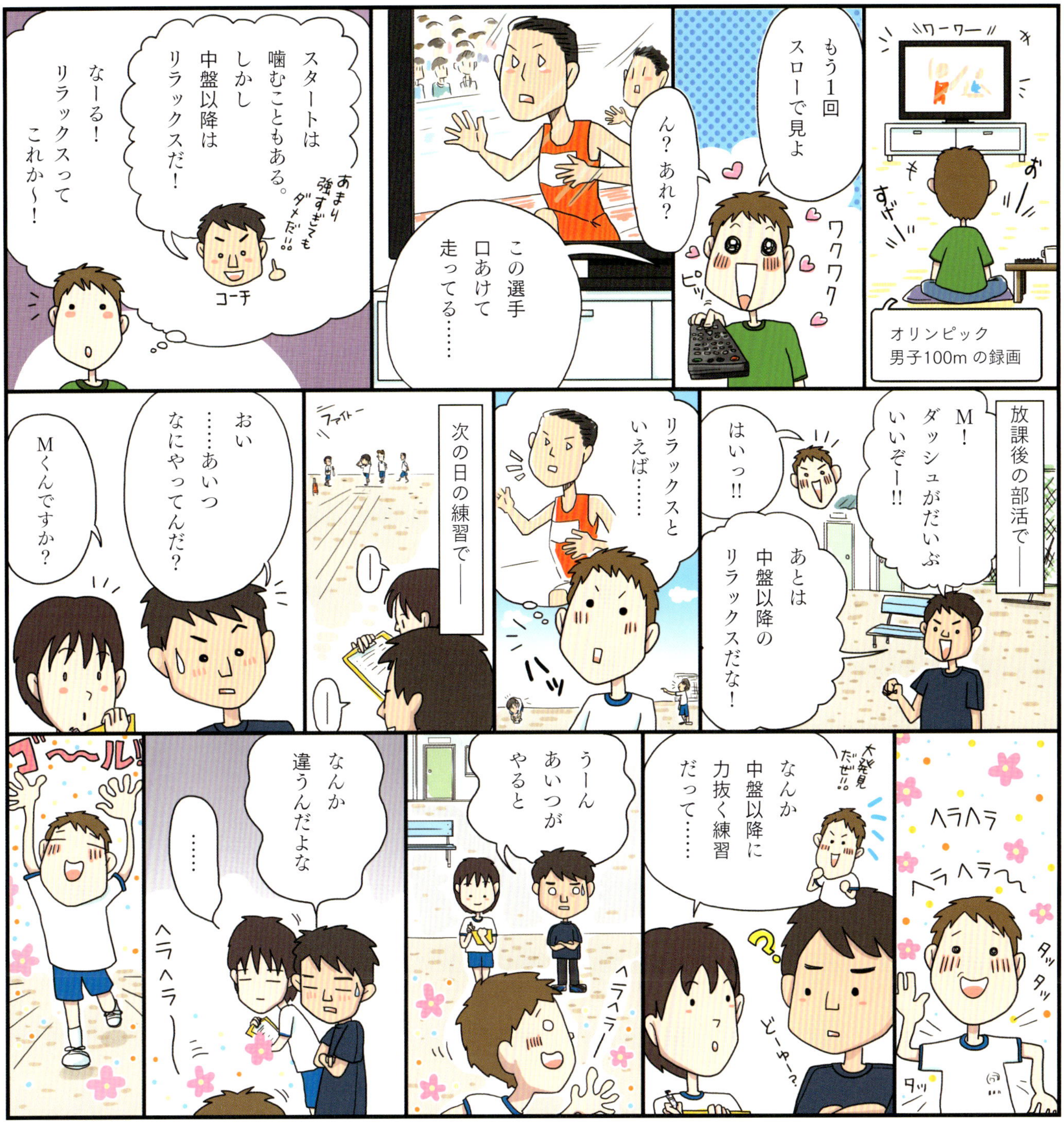

ワーワー
オリンピック 男子100m の録画
すげー
おー
もう1回 スローで見よ
ワクワク
ピッ
ん？ あれ？
この選手 口あけて 走ってる……
スタートは 噛むこともある。 しかし 中盤以降は リラックスだ！
あまり強すぎてもダメだ!!
コーチ
なーる！ リラックスって これか～！
放課後の部活で――
M！ ダッシュがだいぶ いいぞー!!
はいっ!!
あとは 中盤以降の リラックスだな！
リラックスと いえば……
ハッ
次の日の練習で――
ファイトー
おい ……あいつ なにやってんだ？
Mくんですか？
ヘラヘラ
ヘラヘラ～
タッタッ
タッ
なんか 中盤以降に 力抜く練習 だって……
大発見だぜ!!
どーゆー？
うーん あいつが やると
ヘライラー
なんか 違うんだよな
……
ヘラヘラ
ゴ～～ル!

アタックでは、床面を強く蹴ってジャンプするとき、空中で頭やからだの軸を安定させてスパイクへの構えをすると き、着地するときなどには噛みしめが見られることがあります。

とくにスパイクへの構えのときには、ぐっと噛むことによって頭が安定すると視野も安定するので、自分に上がってきたトスや、相手のブロック、レシーブの位置を確認するのに有利に働きます。

噛みしめなくてはならないときに、むし歯で痛くてしっかり噛めないとパフォーマンスは下がります。

やはり「アスリートは歯がいのち」ですね。

していませんか？
日常のくいしばり

上下の歯は、ふだんは接触していないのが正常な状態。
歯ぎしりもそうですが、日中であっても
無意識にくいしばっていることがあるので要チェックです。
仕事中、運転中、料理中など、ふとしたときに
くいしばっていないか、ときどき意識してみましょう。

執筆協力：岩崎圭祐

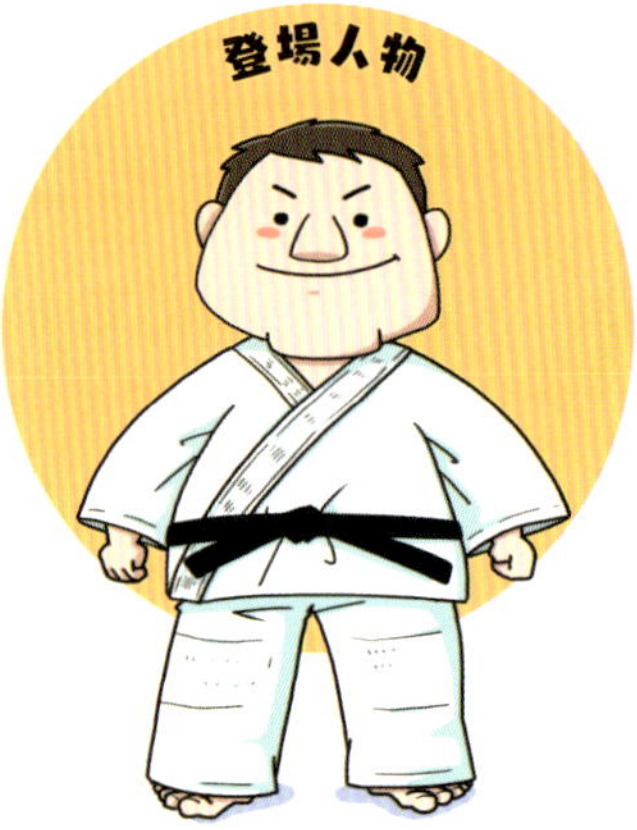

柔道の道場の師範で
現役の柔道家、Mさん。
多忙な毎日です。

「くいしばり」という言葉に、どんなイメージをお持ちでしょうか？　物事に真剣に打ち込んで頑張る表現によく使われますね。

　スポーツの場合、持っている能力を倍増してくれそうなプラスのイメージがあります。スポーツ中のくいしばり（噛みしめ）の適否については30～31ページで取り上げていますが、じつはくいしばりを日常的に行っていると、歯やからだの健康を損ねる原因になるので注意が必要です。

　無意識に歯をくいしばっている（歯を接触させている）と、その力が歯やあごにダメージを与え、痛みが起きて競技に支障をきたしてしまうことがあります。上下の歯は、ふだんは接触していないのが正常な状態だからです。

　くいしばりは一般のかたにもよくあり、TCH（Tooth Contacting Habit）と呼ばれて、最近は歯科の分野でかなり問題視されています。

　眠っているときにだけ起こると思われがちですが、起きているときも知らず知らずのうちに行っていることがあります。

　たとえばパソコンに向かっているときや運転、料理、編み物や縫い物など、無言で集中しているときです。あまりに長時間噛んでいると、歯が浮いたり、ヒビが入りむし歯ではないのに痛んだり、ひどい場合は歯が真っ二つに割れてしまうこともあります。

　無意識にくいしばっていると、口の周りの筋肉を長時間働かせるので、周辺の筋肉にも影響を与えます。首や肩の筋肉にも負担が生じて肩こりの原因となったり、ときには慢性的な腰痛を引き起こしたりすることもあります。

　運動量の多いトップアスリートなら肩こりなどないだろうと思っていましたが、くいしばり癖のある選手に聞くとやはり肩がこるようで、これではプレーの妨げになりかねません。無用なくいしばり癖はアスリートの敵ですね。

　くいしばり癖があるかたは、性格的に真面目で、何事もキチンとしなくては気のすまないかたが多いようです。こんなことをいうと、無用なくいしばりをしないためには性格を変えないといけないようですが人間の性格を変えるというのは至難の技ですよね。

　そこで対策ですが、自分がくいしばっていないかときどき意識し、歯を離してリラックスしましょう。就寝中にくいしばっているかたは、ナイトガードというマウスピースの装着が解決方法です。

　ただ、ナイトガードのおかげでぐっすり安眠できた、からだが楽だと喜んでくださるかたがいる一方、とくに変化のないかた、ナイトガードが気になって快眠できないかたまで効果はさまざまです。

　アスリートのかたは、頑張るのはとりあえず競技中だけにしましょうね。

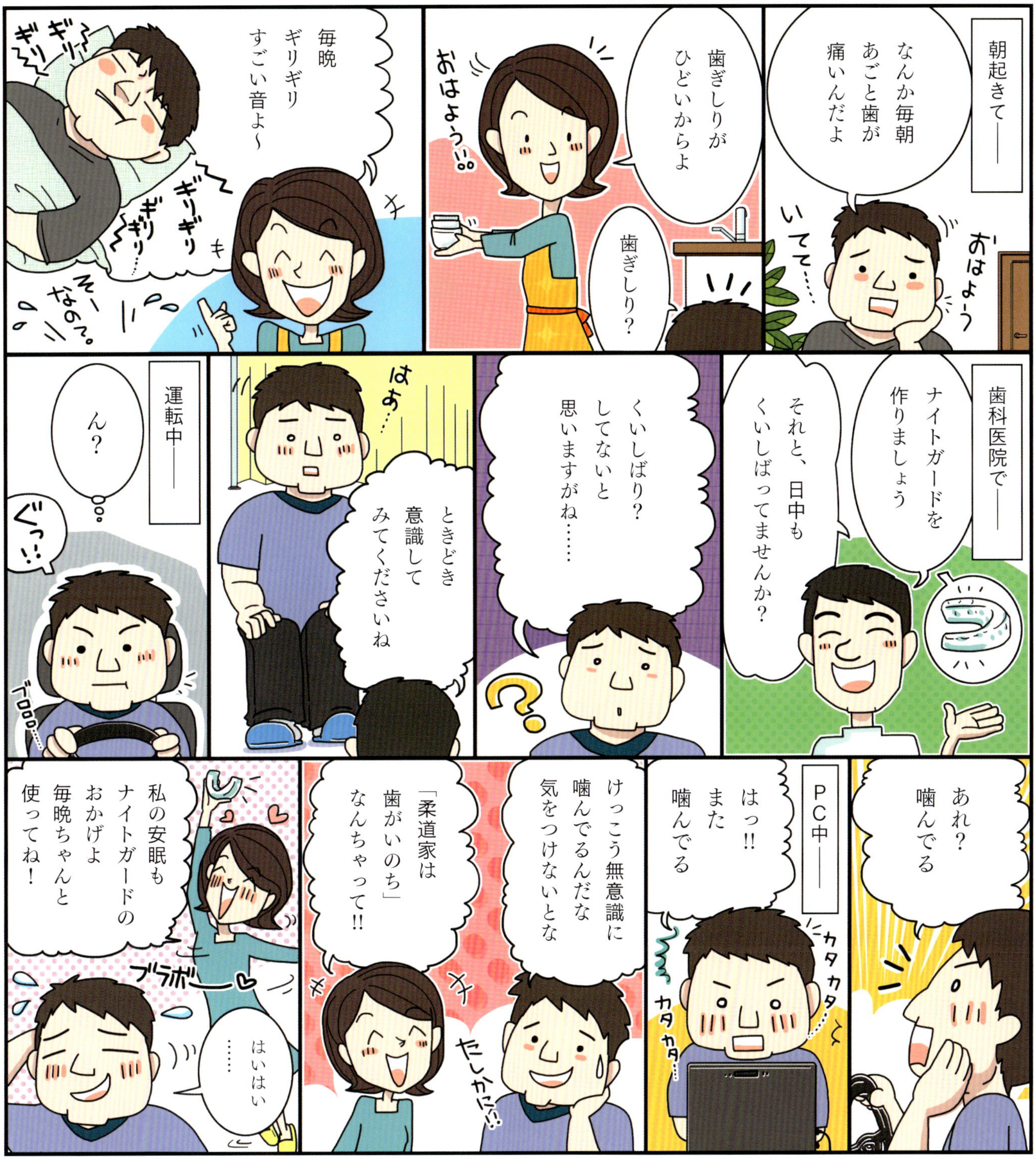
朝起きて――
なんか毎朝あごと歯が痛いんだよ
おはよう
いてて……
歯ぎしりがひどいからよ
おはよう!!
歯ぎしり?
毎晩ギリギリすごい音よ~
ギリギリ
ギリギリ……
そーなの?
歯科医院で――
ナイトガードを作りましょう
それと、日中もくいしばってませんか?
くいしばり?してないと思いますがね……
はぁ…
ときどき意識してみてくださいね
運転中――
ん?
ぐっ!!
ブロロロ……
あれ?噛んでる
PC中――
はっ!!また噛んでる
カタカタ
カタカタ……
けっこう無意識に噛んでるんだな気をつけないとな
たしかに!!
「柔道家は歯がいのち」なんちゃって!!
私の安眠もナイトガードのおかげよ毎晩ちゃんと使ってね!
ブラボー
はいはい……

「つい噛んでしまう」というかたが
常に癖に気をつけていてはかえって緊張のもと。
そこで目に入る場所、たとえばパソコンの端やキッチンに
「リラックス」「噛むな!」などと書いた紙を貼り、
気づいたときに力を抜きましょう。

アスリートの顎関節症事情

顎関節症のリスクとなる習慣には意外なものも。
ねこ背、うつぶせ寝、うつぶせ読書、ほお杖、電話の肩挟みや長電話、
硬いものを食べる、大きな口を開ける、長時間のデスクワークや
ゲーム、カラオケなども顎関節症を誘発することが。
あごに違和感があるかたは、気をつけましょう！

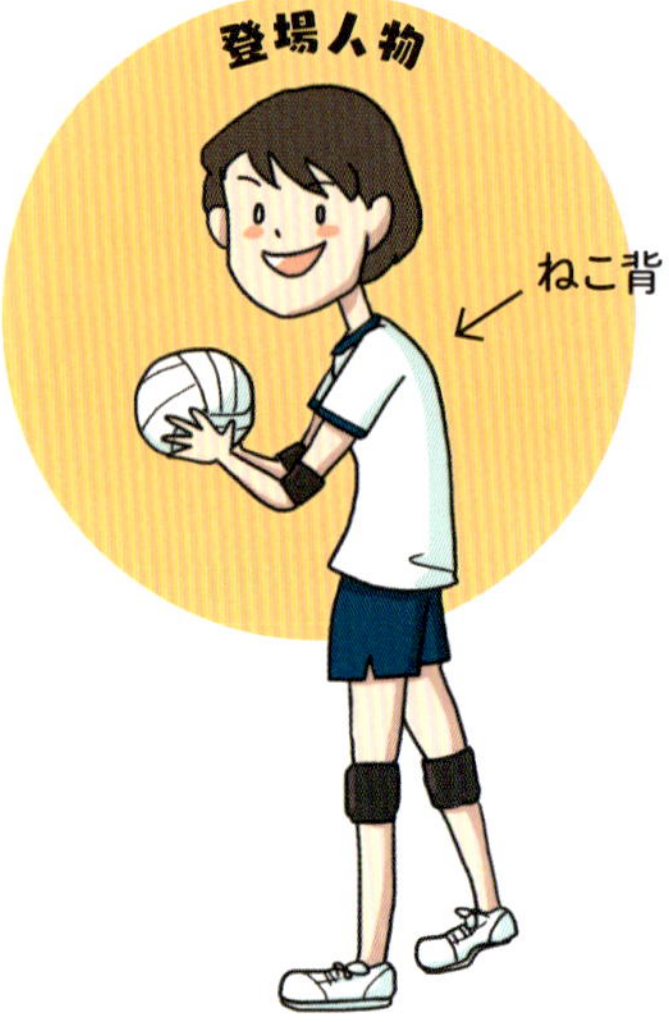

女子バレーボールで
インターハイを目指す
長身アタッカー
高校3年生のSさん。

テレビの歌番組やCMでは、たくさんのアイドルが登場して華やかに歌って踊っています。

私の若かりし頃のアイドルといえば、花の中三トリオ（百恵ちゃん・淳子ちゃん・昌子ちゃん）とキャンディーズでした（年が分かってしまいますね）。いまは、AKB、ジャニーズ、EXILEといった面々でしょうか。

共通するのは、歌って踊る、しかもかなり激しいダンスです。コンサートなどでは何時間も踊り続けているのですから、アイドルも立派なアスリートといってよいのではないかと思います。

そうしたトップアイドルで、人気の絶頂期に活動を中止した女性アイドルがおりました。仕事ができなくなったその事情とは、あごが痛くて口が開かなくなったということでした。彼女が患った病気とは、あごの関節に障害が出る「顎関節症」です。

顎関節症のおもな原因は、くいしばり癖、片噛み、ストレス、不良な姿勢、外傷などですが、一つの原因だけで発症するわけではなく、さまざまな要因が混ざり合って症状を起こすと考えられています。

若いかたに発生することが多く、男性よりも、顎関節が構造上弱い女性のほうが頻度としては高いです。

だいぶ昔の話ですが、アメリカの大学病院の顎関節症専門治療センターの外来では、患者さんの半数以上が若い女性だったそうです。詳しくアンケート調査すると、恋愛や人間関係などについてのジレンマや悩みを抱えているかたがほとんどだったそうです。やはりストレスがいちばんの原因なのでしょうか。

話は戻りますが、アスリートにとって顎関節症の最大の悪影響は、口が開きにくくなるので、食事がしづらくなり栄養不良となること、そして会話が困難になることです。

また、顎関節症が直接の原因とは断定できないまでも、肩こり、頭痛、めまい、眼精疲労などの症状をともなうことがあり、競技の支障となる厄介な病気です。

治療法としては、あごに悪い癖や習慣の除去、理学療法（ストレッチなど）、薬物療法、スプリントの装着、噛み合わせの調整がありますが、これさえすれば治るというものはなく、複合的な治療法で対応します。

治療の考え方としては、最初から噛み合わせの調整のために歯を削ったり、あごの手術をするよりは、まずからだを傷つけずに改善できる保存的な治療法が選ばれています。

そのような治療法のなかでもっとも重要なのは、姿勢をよくすることだと言われています。悪い姿勢、とくにねこ背の状態が長く続くと、あごが垂れ下がって、つねに顎関節に負担がかかる状況になります。

ねこ背というと、2メート

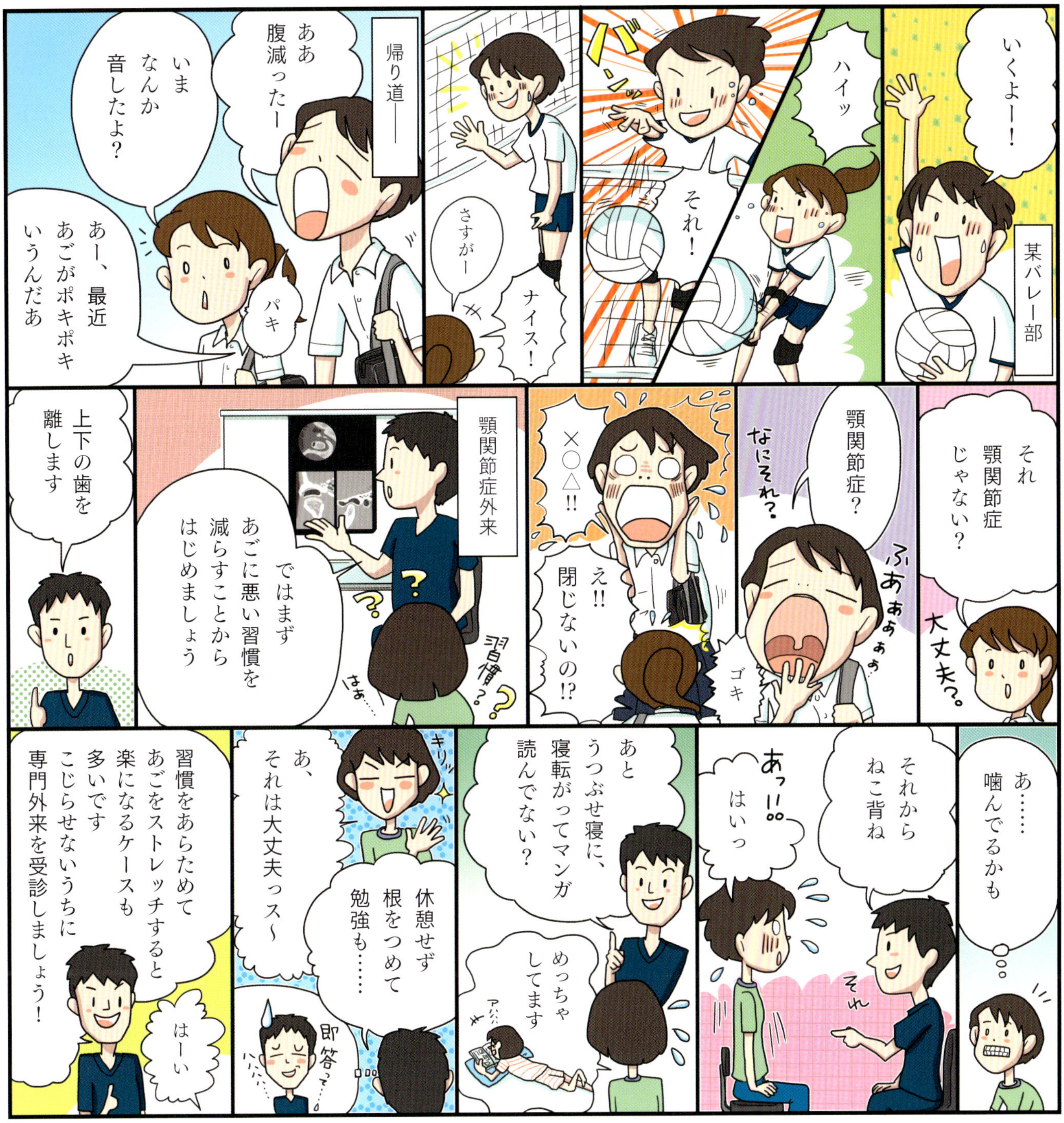
某バレー部
いくよー！
ハイッ
バン
それ！
ナイス！
さすがー
帰り道――
ああ腹減ったー
いまなんか音したよ？
パキ
あー、最近あごがポキポキいうんだあ
それ顎関節症じゃない？
大丈夫？
顎関節症？
なにそれ？
ふあぁぁぁ
ゴキ
×○△!!
え!!閉じないの!?
顎関節症外来
ではまずあごに悪い習慣を減らすことからはじめましょう
習慣？？
はぁ…
上下の歯を離します
あ……噛んでるかも
それからねこ背ね
あっ!!
はいっ
それ
あとうつぶせ寝に、寝転がってマンガ読んでない？
めっちゃしてます
あ、それは大丈夫っス～
キリッ
休憩せず根をつめて勉強も……
即答って…
習慣をあらためてあごをストレッチすると楽になるケースも多いですこじらせないうちに専門外来を受診しましょう！
はーい

ル前後の長身が多いバレーボールの選手は、ふだんの生活では首をすくめている時間が多いせいもあるのか、顎関節の症状のあるかたが一般のかたの2倍もいます（詳細は48ページ参照）。

ねこ背でパソコンに向かい、長時間頑張って仕事をしているあなた！　姿勢が悪いと、肩こりだけでなくあごも痛くなってしまいますよ。姿勢をよくしてくださいね。

歯をケガしたとき とっさにすべきこと

**抜け落ちた歯の根っこは、決していねいには洗わず、
歯科医院にお持ちください。
根っこの周りについた粘膜のような部分（歯根膜の細胞）が傷むと、
くっつく可能性がなくなってしまうからです。
そのままか、サッと砂を流す程度で十分です。**

執筆協力：萩原芳幸

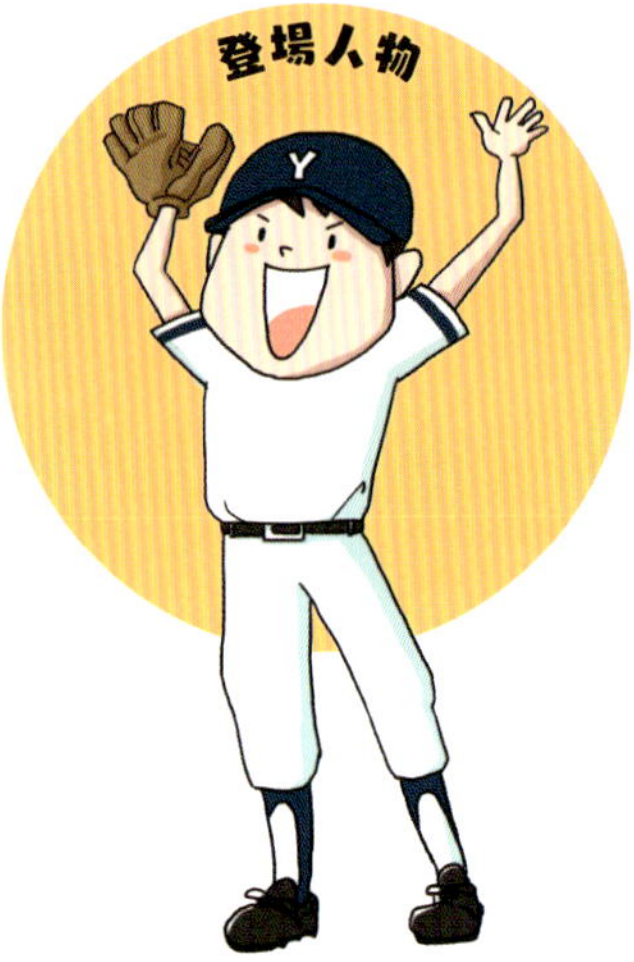

少年野球チームの
ショートで6番。
小学5年生のYくん。

五年くらい前でしょうか、バレーボールのテレビ中継中、ある選手がレシーブのときに味方の選手とぶつかり、かわいそうに、上の前歯を二本折ってしまいました。

受傷後も彼女は気丈にプレーを続け、味方を勝利に導き、試合後の勝利者インタビューまで受けていましたが、とても痛ましくて見ていられませんでした。

不幸中の幸いで、前歯は歯ぐきから出ている部分が折れてなくなっただけで、歯の根っこや歯を支えている骨にはダメージが少なかったので、歯を抜かずに被せ物できれいな歯を入れることができました。

スポーツの現場では、歯やあごに力が加わり損傷することは多々あります。相手の選手とぶつかり合うコンタクトスポーツや格闘技はもちろんのこと、硬いボールが飛んできて歯に当たったり、床や器具との衝突によっても起きます。

それでは外傷によって歯が折れたり抜けたりしたらどうしたらよいのでしょうか？

受傷した場所の近くに運よく歯科医院があって、すぐに受診できることはまれですよね。

歯が根っこからポロリと抜け落ちた場合は、歯を乾かさないよう保存液につけて、なるべく早く歯科医院に行ってください（脳震盪《のうしんとう》を起こしている場合は、病院への受診を優先しましょう）。とくにコンタクトスポーツのチームの場合、専用の保存液を常備していることが望まれます。

保存液がない場合は、牛乳パックに入れて歯を保存することが推奨されています。牛乳は殺菌されており、浸透圧もからだとほぼ同じなので、抜け落ちた歯の根に残っている大切な細胞が長生きし、もう一度くっついてくれる可能性が高くなります。牛乳ならばコンビニなどで手に入りやすいですね。

部分的に折れたり欠けたりしたものに関しては、その部分を歯科用の接着材などで再びくっつけられる場合もあります。折れた歯は捨てずに、ひとまず歯科医院に持っていきましょう。

ただし、歯をくっつけられても、もとどおりに治るわけではありません。神経にばい菌が入っていれば、神経を取る必要も出てきます。

また、傷ついた歯ぐきは、泥などを落としておくとよいでしょう。砂などが歯ぐきの中深くにもぐりこんでしまったら、時間がたつと取れなくなってしまうので、歯科で取ってもらいましょう。

各地域の歯科医師会のホームページなどに、受傷した際の応急対応が載っていますので、スポーツをしているお子さんの指導者や保護者のかたは、一度目を通しておいていただくとよいでしょう。

スポーツ競技による衝撃か

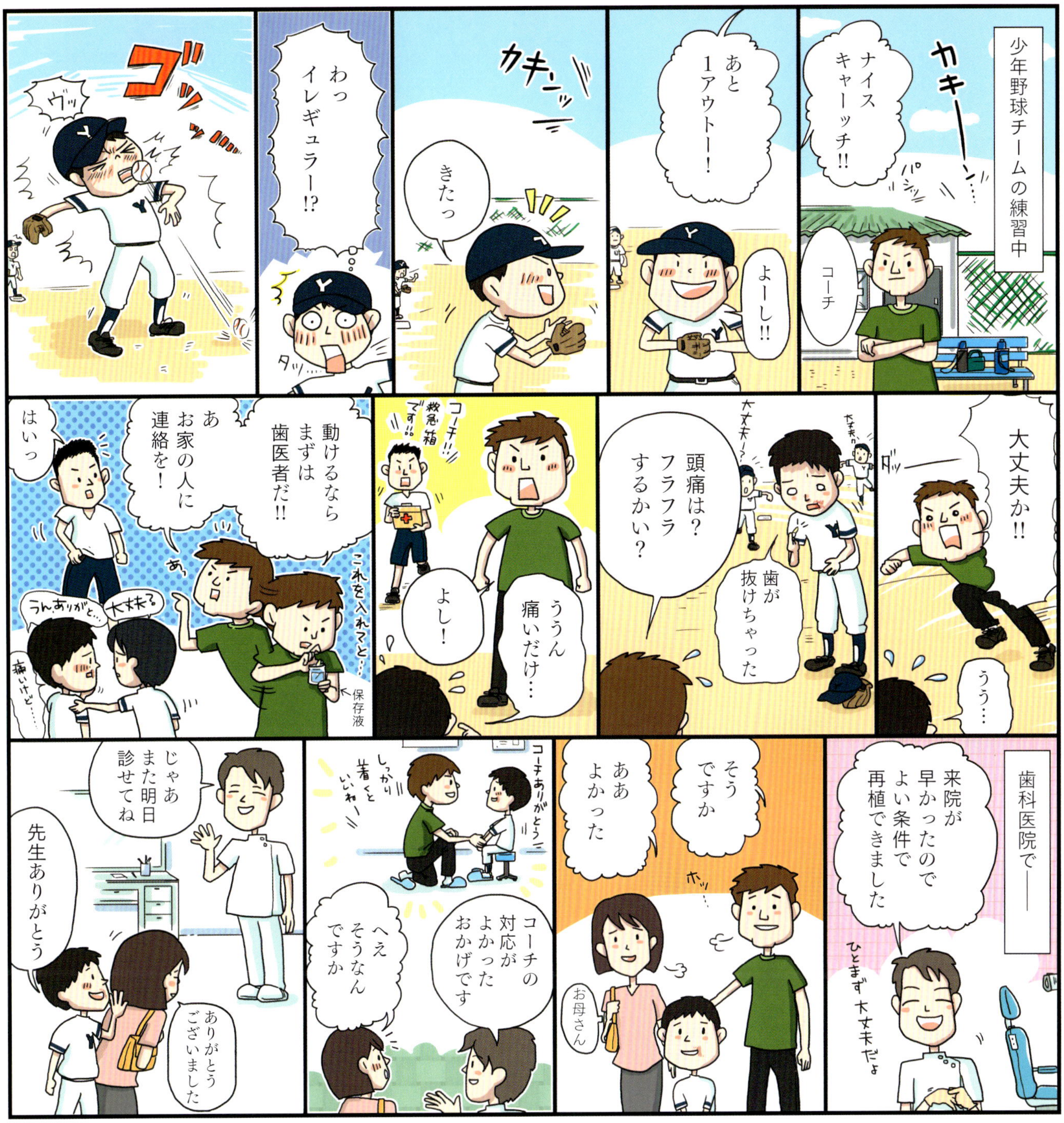
少年野球チームの練習中
カキーーン…
パシッ
ナイスキャッチ!!
コーチ
あと1アウトー!
よーし!!
カキーンッ
きたっ
わっ イレギュラー!?
タッ
ゴッ
ヴッ
大丈夫か!!
ダッ
うう…
頭痛は? フラフラするかい?
歯が抜けちゃった
大丈夫ー!?
コーチ!! 救急箱です!!
ううん 痛いだけ…
よし!
動けるなら まずは歯医者だ!!
あ お家の人に連絡を!
はいっ
あ、
これを入れてと…
保存液
うん ありがと…
大丈夫?
痛いけど……
歯科医院で――
来院が早かったので よい条件で再植できました
ひとまず大丈夫だよ
そうですか
ああ よかった
ホッ…
お母さん
コーチの対応がよかったおかげです
へえ そうなんですか
コーチありがとう
しっかり着くといいね
じゃあ また明日診せてね
先生ありがとう
ありがとうございました

ら歯を守るには、やはりマウスガードがいちばん効果を発揮します。一部のコンタクトスポーツでは、プレー中の装着が義務化されています。

　プラスチックシートをお湯で柔らかくして、自分で噛んで作る市販のものもありますが、噛み合わせがずれやすく、装着して競技をしているうちに顎関節を傷めてしまったり、重心のバランスを崩してしまうこともあります。

　多少費用がかかりますが、スポーツに詳しい歯医者さんで歯型をとって作るカスタムメイドのマウスガードをおすすめします。

　楽しいスポーツで傷めないように、歯を守っていきましょう。

親知らずの埋伏歯《まいふくし》と下あごの骨折

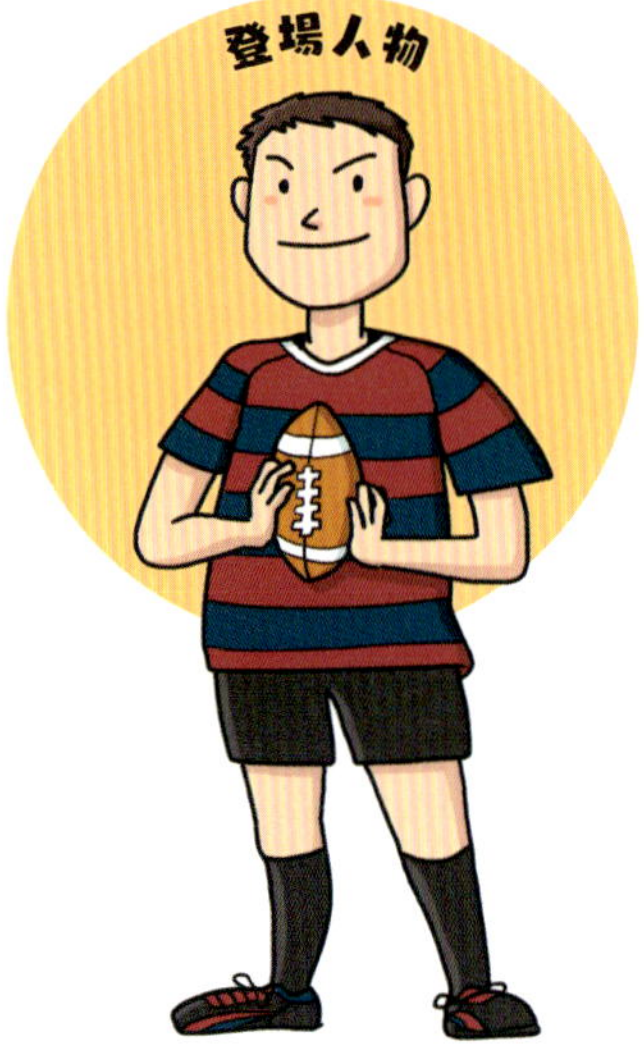

俊足が武器の
学生ラガーマン
20歳の大学生Oさん。

**コンタクトスポーツをしているかたで、
親知らずが横向きに埋伏しているかたはいませんか？
もし、抜いたほうがよい親知らずがあるなら、
ぜひお早めの抜歯をおすすめします。
この親知らず、下あごの骨折の原因になるんです。**

執筆協力：月村直樹

生命発生の不思議とは、たった一つの受精卵が分裂分化して、人間という複雑な構造の生物がつくられるということです。少し難しい話ですが、その細胞分裂の最中に、細胞の固まりは内胚葉《ないはいよう》、中胚葉《ちゅうはいよう》、外胚葉《がいはいよう》の3つに分かれます。内胚葉は内蔵など、中胚葉は骨や筋肉など、外胚葉は皮膚や髪などになります。

歯（とくにエナメル質）は発生学的にいっても外胚葉由来の皮膚が変化したもので、同じくカルシウムが多い中胚葉由来のあごの骨とはじつは似て非なるものです。そのためあごの骨のなかに歯が埋まっていても、骨と歯はくっつきません。

つまり、埋伏した歯があごの骨のなかにあると、骨のなかに空洞があるのと同じことになり、骨の強度が劣るため、あごに衝撃を受けたときに骨折をしやすくなります。

埋伏歯でもっとも問題になるのは、下あごに埋まっている「親知らず」です。人とぶつかり合うスポーツ（コンタクトスポーツ＝サッカー、ラグビー、ボクシング、アイスホッケー、空手など）のアスリートは、鼻骨と下あごの骨折が多いことが知られています。

なかでも下あごの骨折は、埋まったままの親知らずの関与が大きいと言われています。親知らずが横向きに埋まっていたり、一部顔を出したりしているところに、相手の頭やひじ、膝もしくはボールやバットが強く当たると、親知らずが下あごのなかで空洞と同じ働きをして、そこの部分で骨折が起きやすくなります。

下あごが骨折すると、痛いのはもちろんですが、出血や腫れ、あごのズレや口が閉じないなどの深刻な問題が起きます。

下あごの骨折が疑われた場合は、試合や練習をただちに中断し、口腔外科のある病院を受診してレントゲン検査を受けてください。

治療は基本的には、手足の骨折でギプスをするのと同様、患部を固定して治癒《ちゆ》を待ちます。しかし、口は固定が難しいので、通常は折れた骨の位置を確認し、上あごと下あごにそれぞれ金属のマウスピースのような装置（シーネ）を付け、それをワイヤーで縛って上下のあごを固定します（顎間固定）。

この状態で4〜6週間過ごしていただくことになりますが、噛めないので食事はスープなどの流動食になります。トップアスリートの場合、4〜6週間も固定すると練習ができないばかりか、体重が5〜10キロ減ってしまいます。完治し、固定を外して通常の食事に戻し練習を再開しても、からだがもと通りになるには通常3カ月〜半年かかります。ということは、下あごを骨折してしまうと、1シーズンを棒に振ってしまうことになります。

一方、骨折によってあごがずれたケースは手術が必要になります。ずれた骨を戻し、

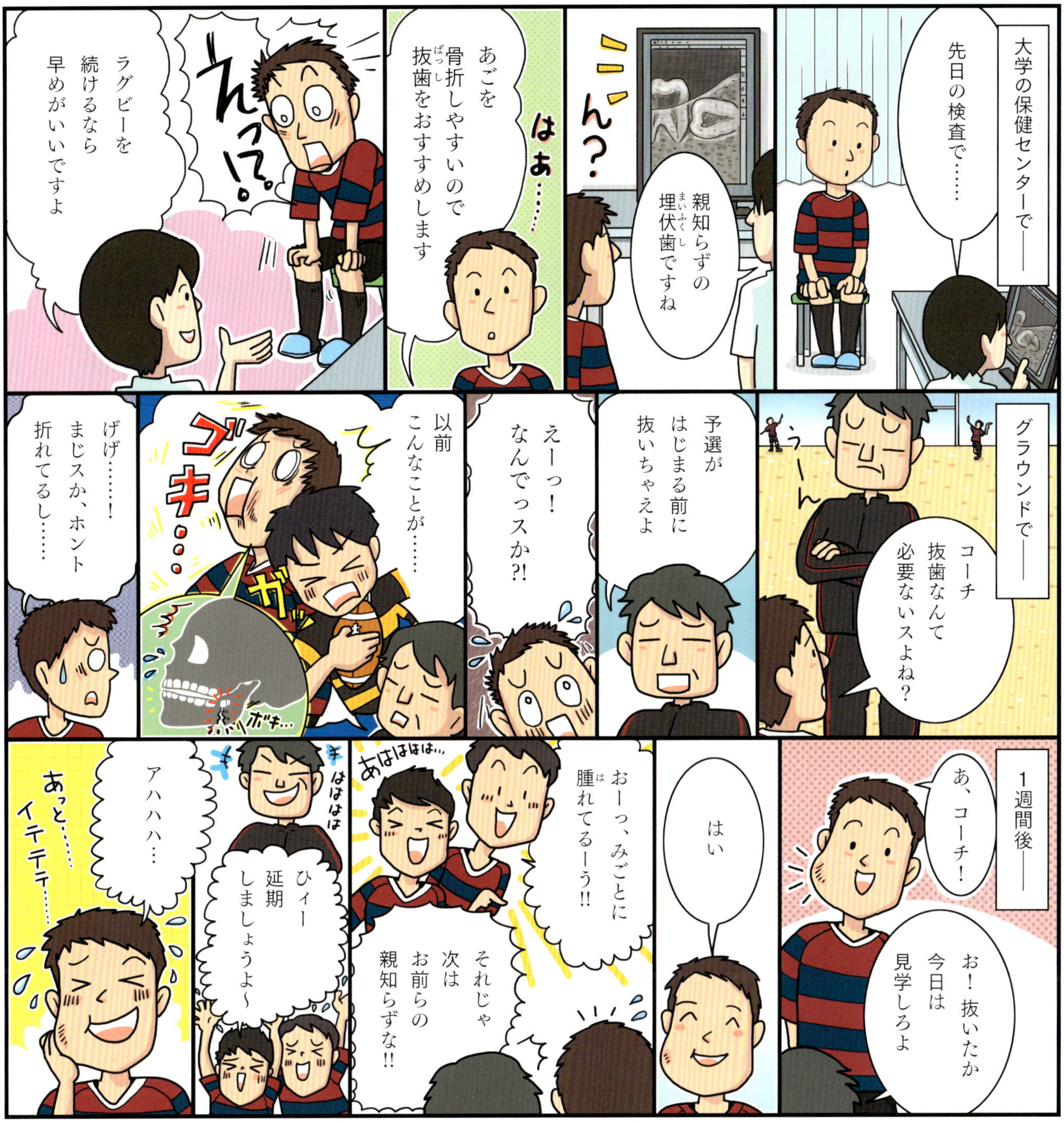

大学の保健センターで――
先日の検査で……
親知らずの埋伏歯《まいふくし》ですね
んっ?
はぁ……
あごを骨折しやすいので抜歯《ばっし》をおすすめします
ラグビーを続けるなら早めがいいですよ
グラウンドで――
コーチ 抜歯なんて必要ないスよね?
う〜ん
予選がはじまる前に抜いちゃえよ
えーっ! なんでっスか?!
以前こんなことが……
ゴキ…
ガッ
ボキ…
げげ……! まじスか、ホント折れてるし……
1週間後――
あ、コーチ!
お! 抜いたか 今日は見学しろよ
はい
おーっ、みごとに腫《は》れてるーう!!
それじゃ次はお前らの親知らずな!!
あははは…
ははは
ひぃー 延期しましょうよ~
アハハハ…
あっと…… イテテテ……

チタンのプレートで止めます。1週間程度は、痛みや腫《は》れで食事もままなりませんが、それが過ぎると軟らかいものから順に固形物が食べられるようになります。

早期の回復が必要なトップアスリートの場合、あごがずれていなくても、手術をして早くから固形物を食べ、軽い練習をはじめることで、現場復帰を早められる可能性もあります。しかし、いずれにしても練習の中断は避けられません。

マウスガードを使ってあごの骨や歯を守ることも有効ですが、マウスガードの防御力を超える強い衝撃が加わると、マウスガードだけでは骨折予防ができません。サッカーやラグビーなどのコンタクトスポーツをしているかたは、むし歯がなくても歯医者さんに行って、あご全体が写るレントゲンで、親知らずの埋伏歯がないか検査をしてもらいましょう。

PART3

歯とお口の健康がパフォーマンスに影響?

各競技別に歯科からアドバイス!

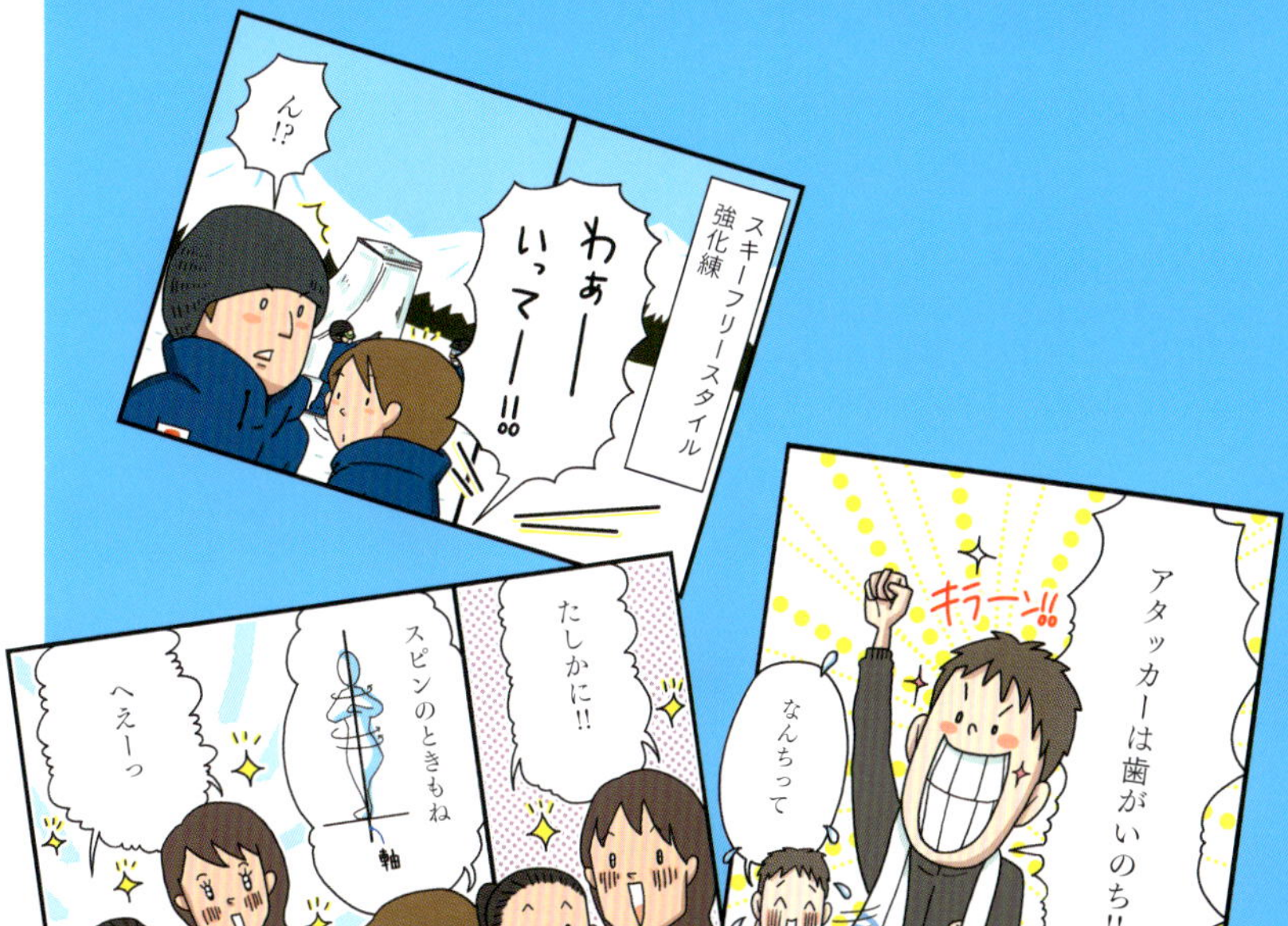
ん!?
スキーフリースタイル強化練
わぁーー いってーー!!
アタッカーは歯がいのち!!
キラーン!!
なんちって
たしかに!!
スピンのときもね
軸
へえーっ

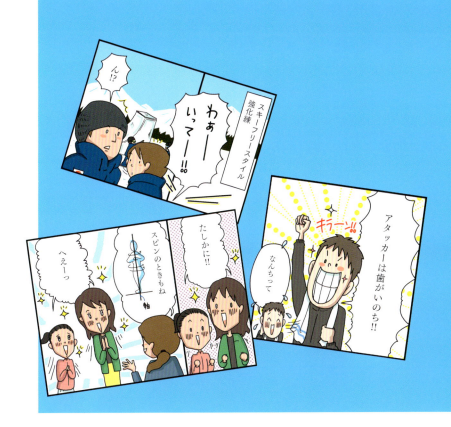

陸上競技と噛み合わせ

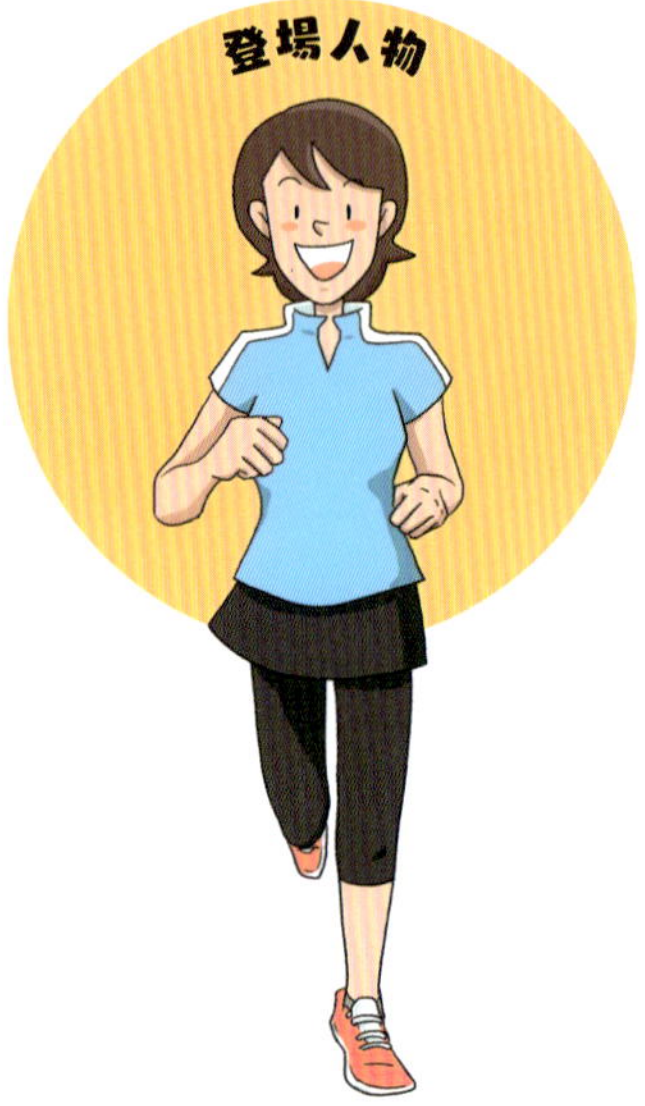

東京マラソンの
4時間切りを目指す
市民ランナーのNさん。

「走る」という競技は、同じ動作の反復を
いかにバランスよく、効率よく行うかがカギ。
なかでも何万回と同じ動作が繰り返される長距離走では
少しのブレがランニングフォームに影響します。
全身のバランスに関与する「噛み合わせ」に注目です！

執筆協力：好士理恵子

前回のリオオリンピックでは、日本男子400mリレーの銀メダルが話題になりました。やはり陸上競技はオリンピックの華ですね。

陸上競技にはさまざまな種目があり、短・中・長距離走、投てき（やり投げ、砲丸投げなど）、跳躍（幅跳び、高跳びなど）に分類されます。種目ごとに選手のからだに特性があり、筋肉から違います。短距離種目など無酸素運動主体の選手は瞬発力を生む白筋が多く、マラソンなどの有酸素運動主体では持続的に力を発揮する赤筋が多くなります。

では、種目によってお口の周りの使い方に特徴はあるのでしょうか？

投てき種目では、投げた直後の「雄叫《おたけ》び」が有名です。つまり直後に噛みしめていないということですが、実は投てき物を放す前まではグッと噛みしめている選手がほとんどです。円盤投げやハンマー投げのターンのとき、噛みしめには遠心力に耐えてからだの軸がブレないようにする効果があるからです。

また、やり投げの助走時も、噛みしめることで軸ブレを防止できることが分かっています。

投げる直前の噛みしめで咬筋が緊張し、投げた後の雄叫びとともに噛みしめを解除する一連のスムーズな動作により、ハンマーや槍にパワーがうまく乗るのでしょう。投てきの選手にとって、バランスよくしっかり噛みしめられることはとても大切なのです。

一方、長距離種目では、噛みしめて走る選手はいません。リラックスしたフォームで、腕ふりもリズムをとる程度です。

箱根駅伝で青山学院大学が初優勝を果たしたときに話題になった、体幹を鍛える「コアトレ」（通称青トレ）。長距離選手の走りは省エネが重要で、からだの軸のブレの少なさが鍵となります。このブレを抑えるのが、いわゆるインナーマッスル、体幹の支えに関連するローカル筋です。

さらにスポーツ歯科医が注目しているのが、青学の選手の素敵な笑顔ときれいな歯並びです。

バランスのとれた噛み合わせは、重心の動揺を抑制する効果があります。頭部の重さはおよそ5～6kg。噛み合わせが悪いと頭の位置も傾き、からだのバランスもゆがみます。噛み合わせは全身のバランスに関与しているのです。

普段の食事や生活での噛み合わせのひずみが、積もり積もってからだの骨格や筋肉のバランスに影響し、ひいてはランニングフォームにも影響してくるのです。

コアトレに加え、バランスのいい「噛み合わせ」も、きれいなランニングフォームにつながっていたのだと思います。

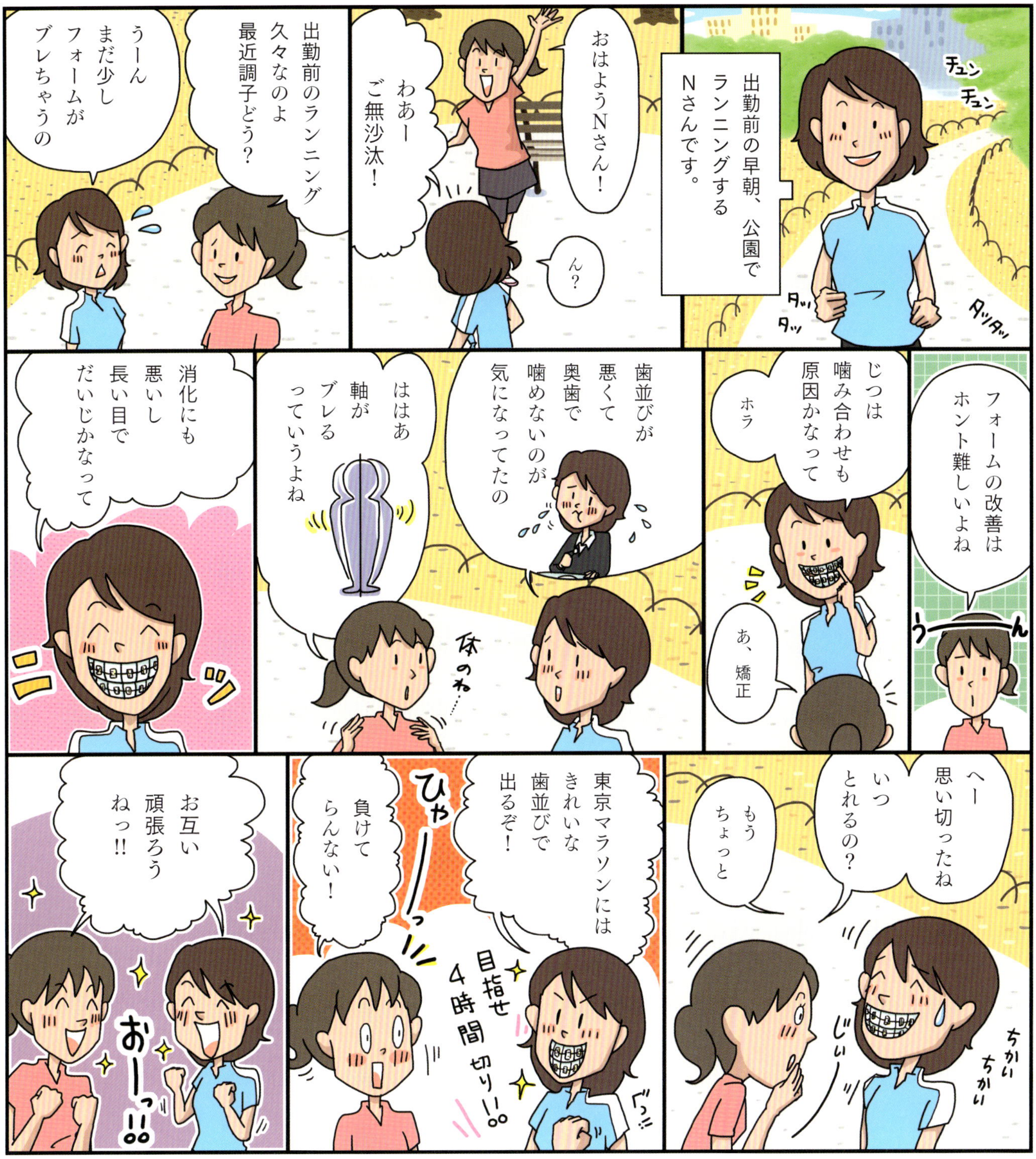

出勤前の早朝、公園でランニングするNさんです。
チュン
チュン
タッタッ
タッタッ
おはようNさん！
ん？
わあー ご無沙汰！
出勤前のランニング久々なのよ最近調子どう？
うーん まだ少し フォームがブレちゃうの
フォームの改善はホント難しいよね
うーーん
じつは噛み合わせも原因かなって
ホラ
あ、矯正
歯並びが悪くて奥歯で噛めないのが気になってたの
ははあ 軸がブレるっていうよね
体のね……
消化にも悪いし長い目でだいじかなって
ニッ
へー 思い切ったね
いつとれるの？
もうちょっと
じぃー
ちかい ちかい
東京マラソンにはきれいな歯並びで出るぞ！
目指せ4時間切り!!
ぐっ!!
ひゃーっ
負けてらんない！
お互い頑張ろうねっ!!
おーっ!!

最近はランニングがブーム。マラソン大会で自己ベストを出すべく、
日々練習に励んでいる人も多いのではないでしょうか。
記録の伸びに行き詰まったかたは、
お口について見直すことも必要かもしれませんね。

水泳競技と歯の健康

足を底につけず、不安定な姿勢で競う水泳。
噛み合わせが悪いとからだの軸がブレて
泳ぎが曲がってしまったという実験結果もあります。
噛み合わせって本当に大事なんですね。

執筆協力：上原 任

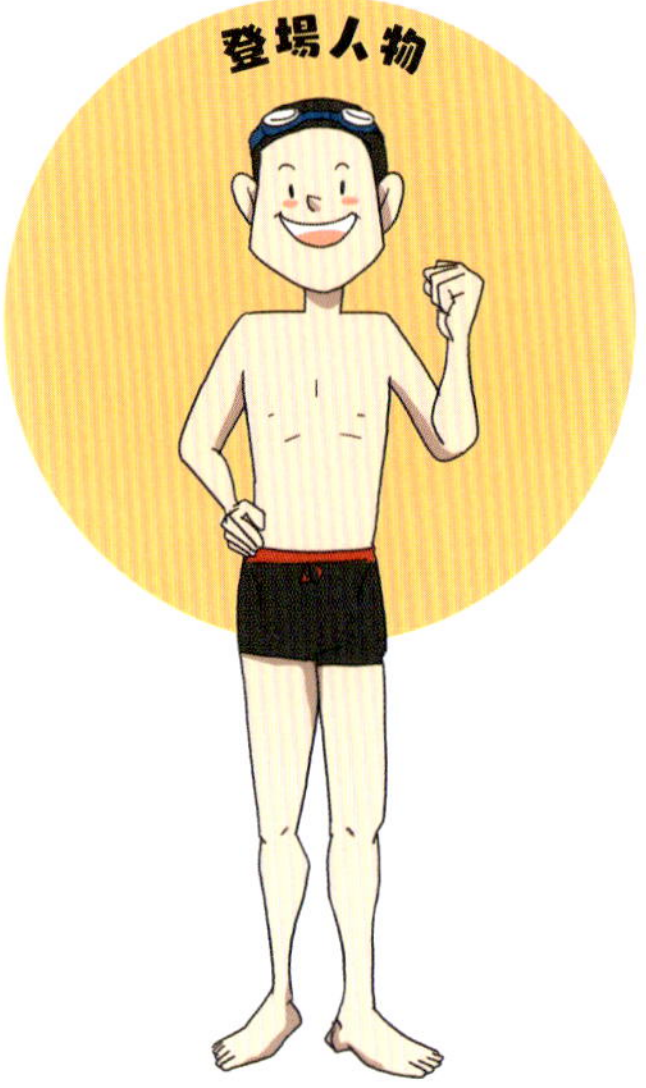

スイミングクラブに通い
ジュニア大会入賞をめざす
小学5年生のFくん。

水泳といえば、日本選手がオリンピックで多数メダルを獲得している注目度の高い競技。その裾野《すその》は広く、小学生からマスターズまで各年代の大会が開催されています。健康のため水泳を愉しむシニア層も多く、私たちにとってとても身近なスポーツです。

水泳は、足を底につけず不安定な体勢で競うので、「噛み合わせ（歯並び）が悪いとバランス感覚に影響し、パフォーマンスが下がる」という説があるようです。噛み合わせをわざとズラして実験をしたところ、泳ぎが曲がったという結果も出ているそうです。*今後の研究による解明が待たれますね。

歯並びといえば、水泳競技の華、シンクロの話題をご紹介しましょう。

採点競技のシンクロは、体操・新体操・フィギュアスケートと同じく、演技中の「笑顔」が重要です。長く息を止め苦しくても、水面に出た瞬間にはつねに笑顔。アスリートとは厳しいものですね。笑顔のためにも、きれいな歯並びはとても重要です。

テレビでよく紹介されていましたが、シンクロ選手はとても厳しい練習をこなしています。激しい運動に耐えるには、人の倍のカロリーを摂らなくてはなりません。栄養摂取にも、正しい噛み合わせは不可欠です。

ところで、日常的にスイミングに通うかたや水泳選手を不安にさせる論文が海外で話題になっています。それはプールの塩素による酸で歯が溶け「酸蝕症《さんしょくしょう》」という病気が見られるというものです。

そこで、日本のプールはどうなのか、水泳選手の歯のサポートをしている日本大学歯学部の上原先生にお教えいただきました。

日本のプールには、遊離残留塩素（殺菌効果をおもに発揮する成分）は0.4mg／ℓ～1.0mg／ℓで、pHは5.8～8.6と、厚生労働省が設けた基準があるそうです。水道水の基準値では遊離残留塩素は0.1mg／ℓ～1.0mg／ℓ、pH5.8～8.6なので、プールの水は遊離残留塩素の下限値が少し高いだけ。それ以外は水道水と同じ基準なのですね。相当厳しい基準であることがわかります。

実際にプールの水を管理しているかたにうかがうと、設備の整ったプールなら、ほとんど自動的に基準値の範囲内に管理されるのだそうです。また、学校のプールやレジャー用のプールも同じ基準で管理しなければいけないそうで、担当者が水質の管理を行っているとのことでした。

国内のプールについてはそれほど心配はないのかなと、それを聞いて安心しました。

*安全が確保された上での実験です。自分で試すのはやめましょう。

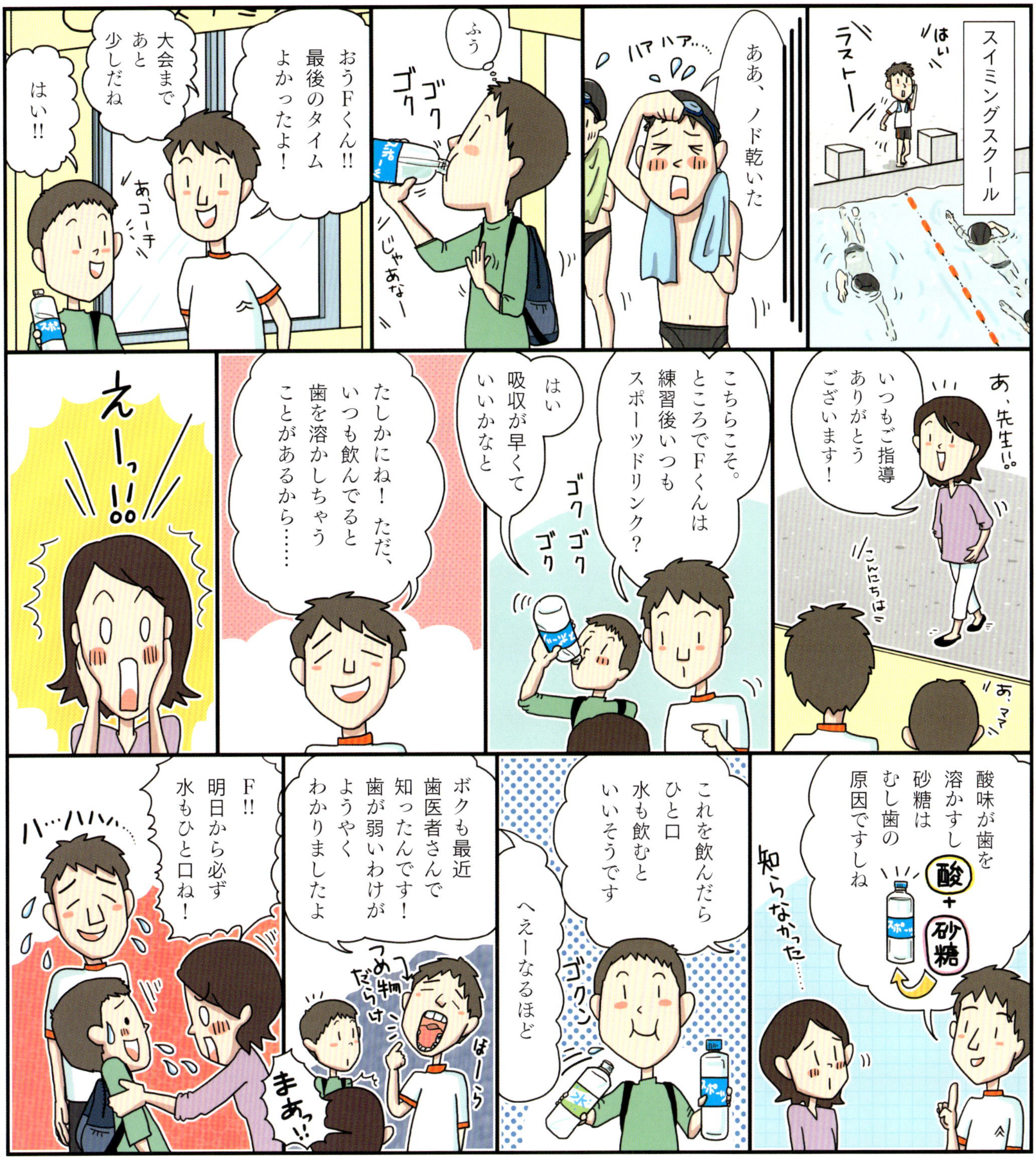
スイミングスクール
ラストー
はい
ああ、ノド乾いた
ハアハア……
ふう
ゴクゴク
じゃあなー
おうFくん!! 最後のタイムよかったよ!
大会まであと少しだね
はい!!
あ、コーチ
あ、先生!!
いつもご指導ありがとうございます!
こんにちは
あ、ママ
こちらこそ。ところでFくんは練習後いつもスポーツドリンク?
はい 吸収が早くていいかなと
ゴクゴクゴク
たしかにね! ただ、いつも飲んでると歯を溶かしちゃうことがあるから……
えーっ!!
酸味が歯を溶かすし砂糖はむし歯の原因ですしね
酸+砂糖
知らなかった……
これを飲んだらひと口水も飲むといいそうです
へえーなるほど
ゴクン
ボクも最近歯医者さんで知ったんです! 歯が弱いわけがようやくわかりましたよ
つめ物だらけ
はーら
まあっ!!
F!! 明日から必ず水もひと口ね!
ハ…ハハ……

水泳でのどが渇くことなどなさそうに思いますが、さにあらず。
水分補給はとても重要です。
練習中の水分や電解質、エネルギーの補給に便利なスポーツドリンク。
でも、これに含まれている糖と酸にはご注意くださいね。

サッカーと
ケガの予防

**競技中、選手同士の接触の多いサッカー。
歯や口のケガの予防に効果的なマウスガードは、
じつは、ヘディングによる首や頭部への
衝撃の軽減にもとても効果的なんです。
スポーツ歯科で製作し、使ってみませんか？**

執筆協力：中禮 宏

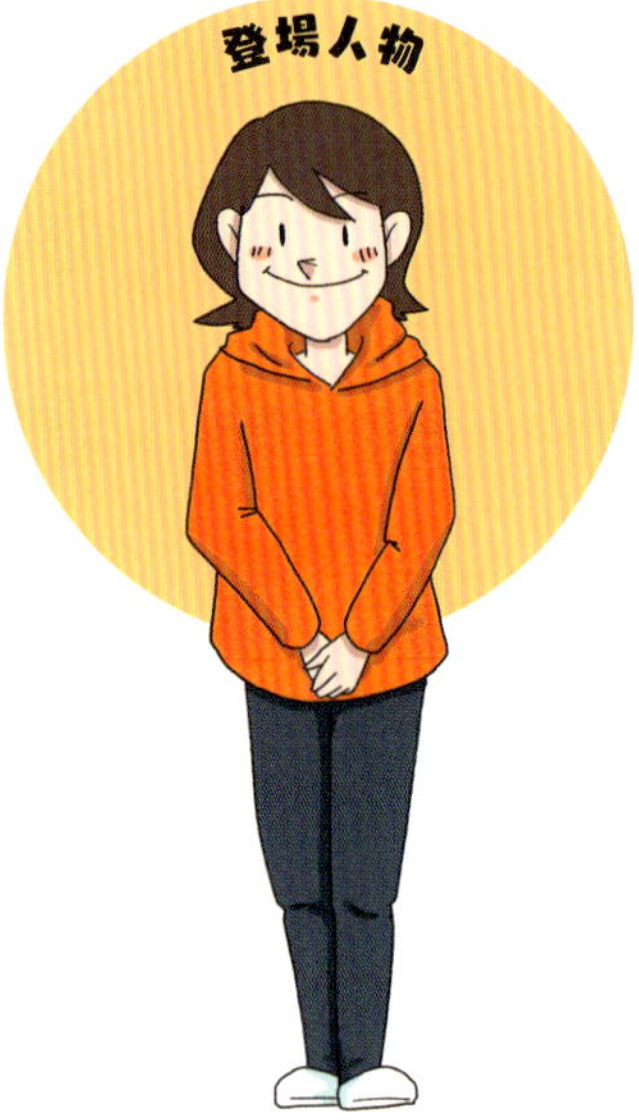

サッカーに夢中な
小5女子のお母さん
Tさん。

数年前、英国プレミアリーグの選手に一人平均４本も未治療のむし歯があり、競技に深刻な影響が出ているとの報告が話題になりました。

サッカーといえば世界中で人気の競技だというのに、一流選手がこれでは困ったことです。

サッカー中は口が乾き、歯を守ってくれる唾液の機能が十分働かないうえ、スポーツドリンクをよく飲むため、むし歯ができやすい環境であることは他のスポーツと同様です。ふだんからきちんと歯の手入れをし、歯科医院で定期検診を受けてむし歯予防をしていただきたいと思います。

サッカー選手を悩ませる口関連の問題として、もうひとつ注目すべきが、頭部・顔面のケガです。

競技中のケガを問題視した国際サッカー連盟は、試合ビデオを使った有名な分析研究を行い、腕の不正使用など反則によるケガが多いことをつきとめました。

現在は反則への厳格な対応と、選手やコーチのフェアプレーへの取り組みが進み、ワールドカップでも２００６年、２０１０年、２０１４年とケガの発生率は下がってきています。

とはいえ、競技中の歯や口のケガがなくなったわけではありません。最近では国内でもケガの予防にマウスガードを装着しているかたを多く見かけます。

ただ、小中高の選手の場合は、発育に合わせて何度もマウスガードを作り直さなければならないためか、未だ装着率は低いようです。

しかし世界に目を向けると、子どものからだを守ろうという意識の高い欧米では、作り直す労を惜しまずマウスガードを装着しています。そう考えると、日本の安全意識はまだまだ低いのかもしれません。マウスガードをもっと普及させたいものです。

頭部・顔面へのケガというと、少し昔の話になりますが、２００２年のワールドカップで日本代表の宮本選手が試合中に装着したフェイスガードを思い出しますね。「バットマン宮本」と話題になったことを覚えているかと思います。

サッカーとフットサルは、バスケットボールやフィールドホッケーなどと同様、あごや顔の骨折を防ぐため、競技中のフェイスガードの装着が許されています。

東京医科歯科大学をはじめ歯科大学のスポーツ歯科では、選手本人や監督、コーチの要請でフェイスガードを製作し、あごや顔面のケガが完治していない選手の早期復帰を支援しています。

不幸にして、あごや顔面にケガを負ってしまわれた場合は、まずはこうした専門外来に相談されることをおすすめいたします。

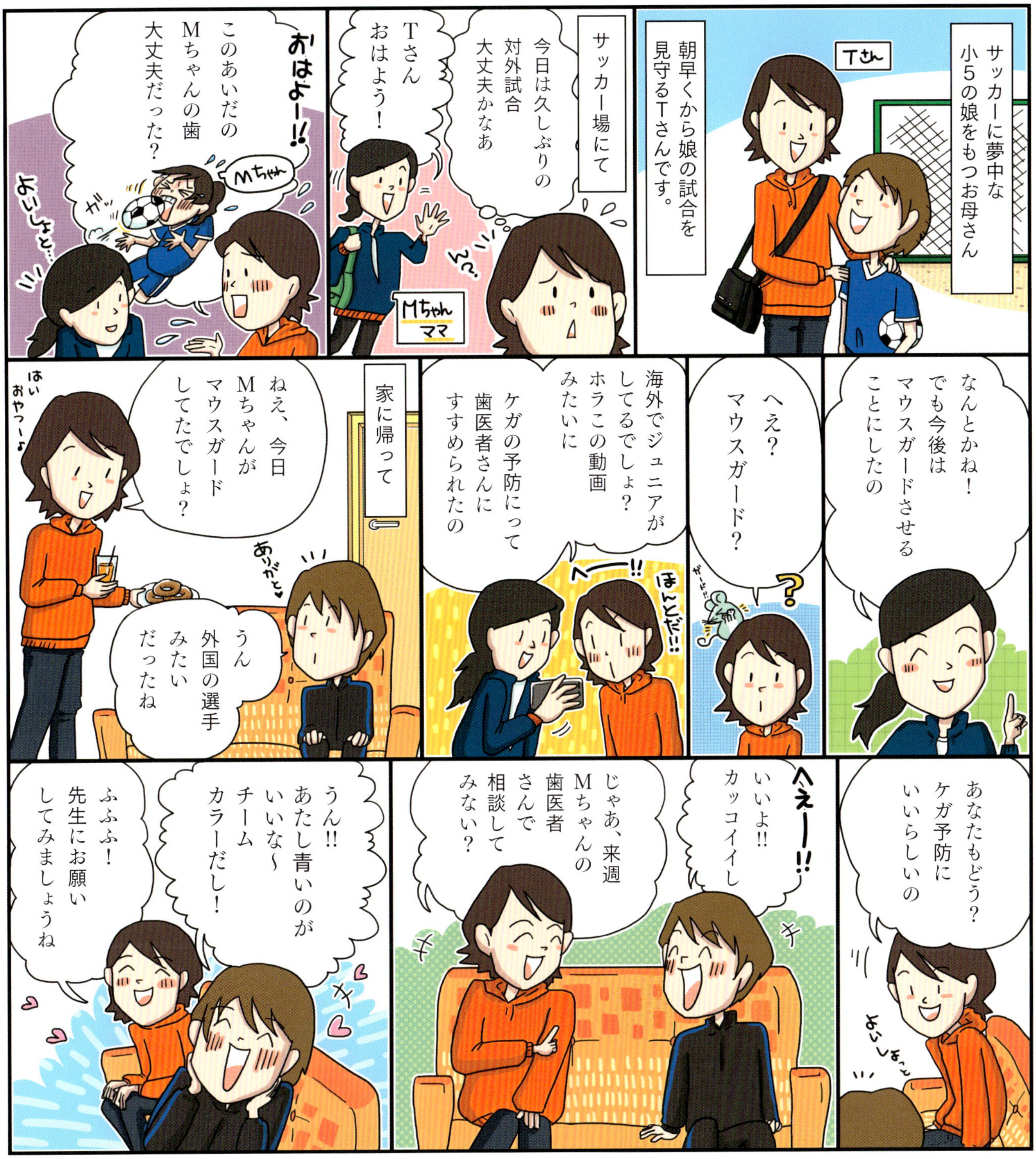
サッカーに夢中な小5の娘をもつお母さん
朝早くから娘の試合を見守るTさんです。
Tさん
サッカー場にて
今日は久しぶりの対外試合大丈夫かなぁ
Tさんおはよう！
Mちゃんママ
おはよー!!
このあいだのMちゃんの歯大丈夫だった？
Mちゃん
ガッ
よいしょと…
なんとかね！でも今後はマウスガードさせることにしたの
へえ？マウスガード？
海外でジュニアがしてるでしょ？ホラこの動画みたいに
ケガの予防にって歯医者さんにすすめられたの
へー!!
ほんとだ!!
家に帰って
ねえ、今日Mちゃんがマウスガードしてたでしょ？
はいおやつ～よ
ありがと
うん外国の選手みたいだったね
あなたもどう？ケガ予防にいいらしいの
よいしょっと
へえー!!
いいよ!!カッコイイし
じゃあ、来週Mちゃんの歯医者さんで相談してみない？
うん!!あたし青いのがいいな～チームカラーだし！
ふふふ！先生にお願いしてみましょうね

最近米国で、10歳以下のヘディングを禁止する規則ができました。技術的・筋力的に未熟な選手に与えるヘディングの影響は以前より懸念されてきました。今後は世界的に、年齢制限や回数制限が規則化されるかもしれません。

バレーボールと歯とあごの健康

バレーボール選手で意外に多いのがお口のケガ。
もうひとつ特徴的なのが、顎関節症の多さです。
長身ゆえの猫背や、チームを鼓舞しあう大きな声が
どうやらその要因になっているようです。

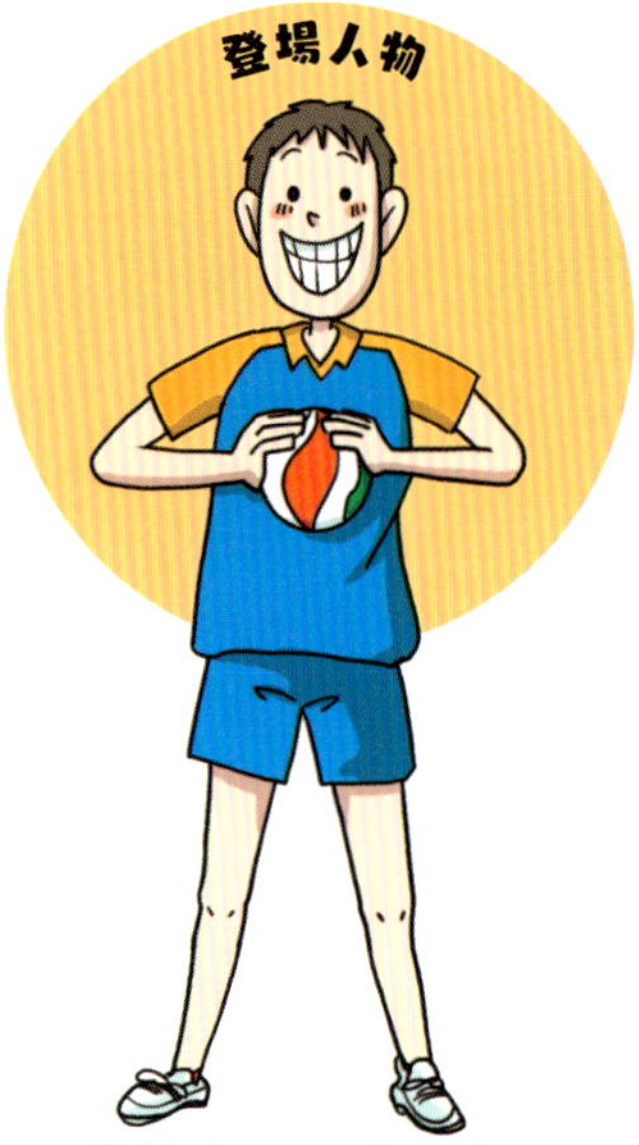

高校バレーのホープ
アタッカーの
高校2年生Wくん。

各競技ごとに選手たちのお口の健康事情をお話ししていますが、次はバレーボール日本代表選手のお口についてです。

バレーボールでも他競技と同様、口呼吸で口のなかが乾き、スポーツドリンクをよく飲むこともあって、選手たちはむし歯になりやすい環境におかれています。

よい歯だった選手が、スケジュールの厳しかった翌年の健診では、むし歯が複数増えていることもあります。選手たちの努力と歯科指導で、むし歯を減らす取り組みが続けられています。

ところで、バレーボールは歯のケガの少ない競技だと思われがちですが、高校生のクラブ活動の統計で、サッカー、バスケットなどと同程度に歯のケガがあったことがわかりました。

おもな原因は、レシーブ時の味方や床、ポールとの衝突です。日本代表の健診でも、ケガで前歯がぐらついたり、折れてしまったと報告する選手がいました。

もうひとつ、バレーボール選手で気になるのが顎関節症です。

発症頻度としては通常の2倍ほど。長身の選手が多く、日常的に首をすくめている時間が多いようで、姿勢が悪いと下あごの位置がずれるため、顎関節症を誘発しやすいのです。

また、試合中に口を大きく開け、頻繁に声をかけ合うことも関係していると思われます。大きな声を出すとチーム全体が鼓舞されるので、バレーボールではこれが慣例になっています。

「どうだオレのスパイクは!」という気持ちと、床に這いつくばってレシーブし、心をこめてトスを上げてくれる仲間への感謝の表現でもあるのでしょう。

ポイントを取るたびに雄たけびを上げるとすると、選手たちは1試合25回×3セット以上もあごを酷使することになります。顎関節に負担がかかるのも不思議ではありませんね。

顎関節症の一因としては、試合中のくいしばりもあるでしょう。測定してみると、アタックの瞬間はむしろくいしばっていないことが多く、アタックを打つ前に大きくからだを反らせるときや、ブロックで相手のボールを押さえ込むときにくいしばる選手がいます。

グッと噛んでパワーを出すときにむし歯があったり、噛み合わせが悪かったりすると、しっかり噛めずパフォーマンスが悪くなります。やはりすぐれた選手になるには、よい歯が必須条件ですね。

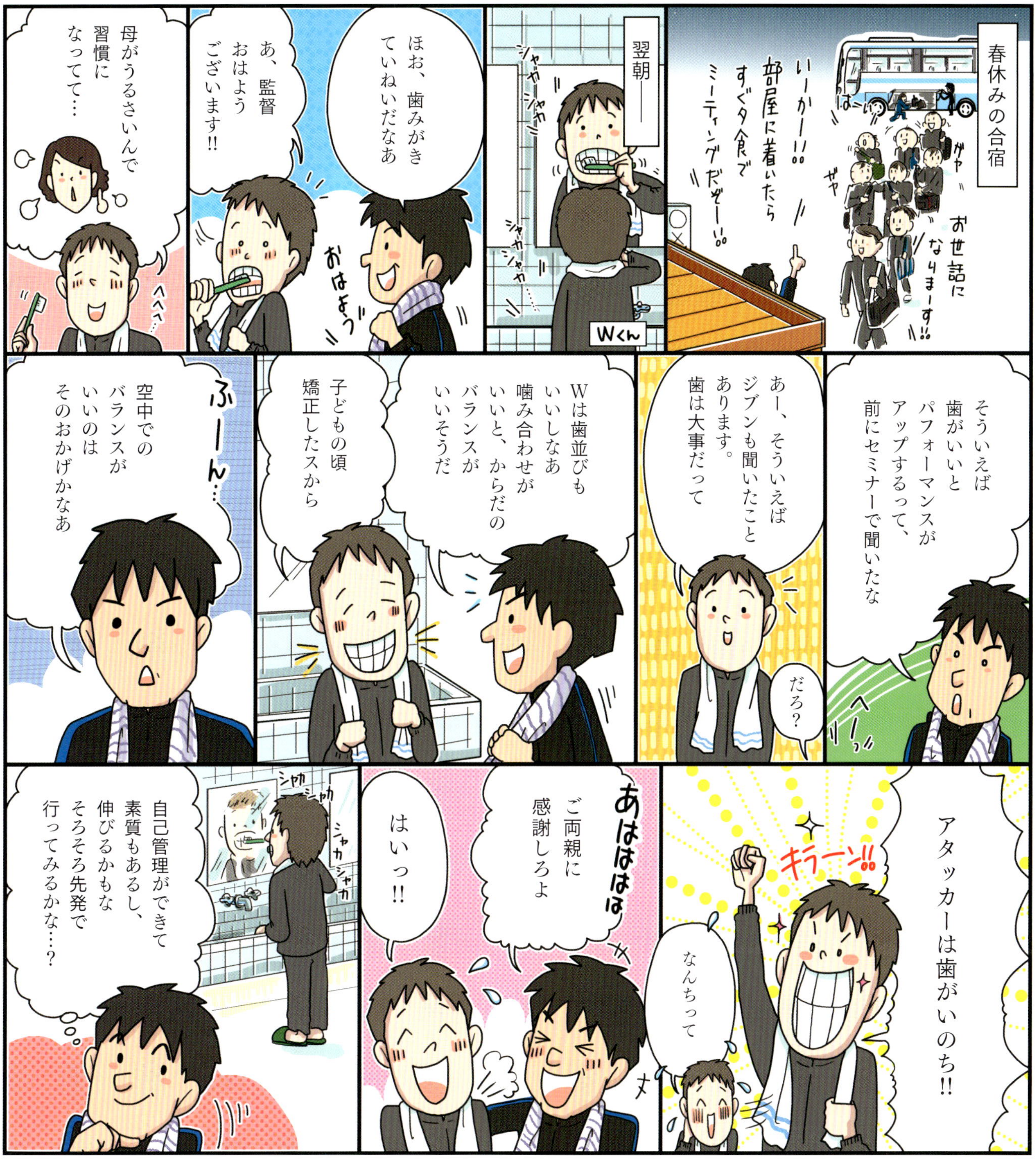
春休みの合宿
いーかー!! 部屋に着いたらすぐ夕食でミーティングだぞー!!
はーい
ザワ ザワ
お世話になりまーす!!
翌朝——
シャカシャカ
シャカシャカシャカ……
Wくん
ほお、歯みがきていねいだなあ
おはよう
あ、監督おはようございます!!
母がうるさいんで習慣になってて…
へへっ…
そういえば歯がいいとパフォーマンスがアップするって、前にセミナーで聞いたな
へー
あー、そういえばジブンも聞いたことあります。歯は大事だって
だろ?
Wは歯並びもいいしなあ噛み合わせがいいと、からだのバランスがいいそうだ
子どもの頃矯正したスから
ふーん…
空中でのバランスがいいのはそのおかげかなあ
アタッカーは歯がいのち!!
キラーン!!
なんちって
あはははは
ご両親に感謝しろよ
はいっ!!
シャカシャカ シャカシャカ
自己管理ができて素質もあるし、伸びるかもなそろそろ先発で行ってみるかな…?

アタックをするときのくいしばりが意外に少ないのは、
素早い動作の妨げになるからでしょう。
一流選手の場合、インパクトの瞬間や、レシーブで構えているときにも、
口は開いてリラックスしていることが多いようです。

フィギュアスケートとからだのバランス

幅5mmの薄い刃の上で華麗にジャンプし、優雅に舞うフィギュアスケート。技の難易度が上がるほど、安定した軸が必要なのでバランスを支えるよい噛み合わせが必須です。

執筆協力：小川 勝

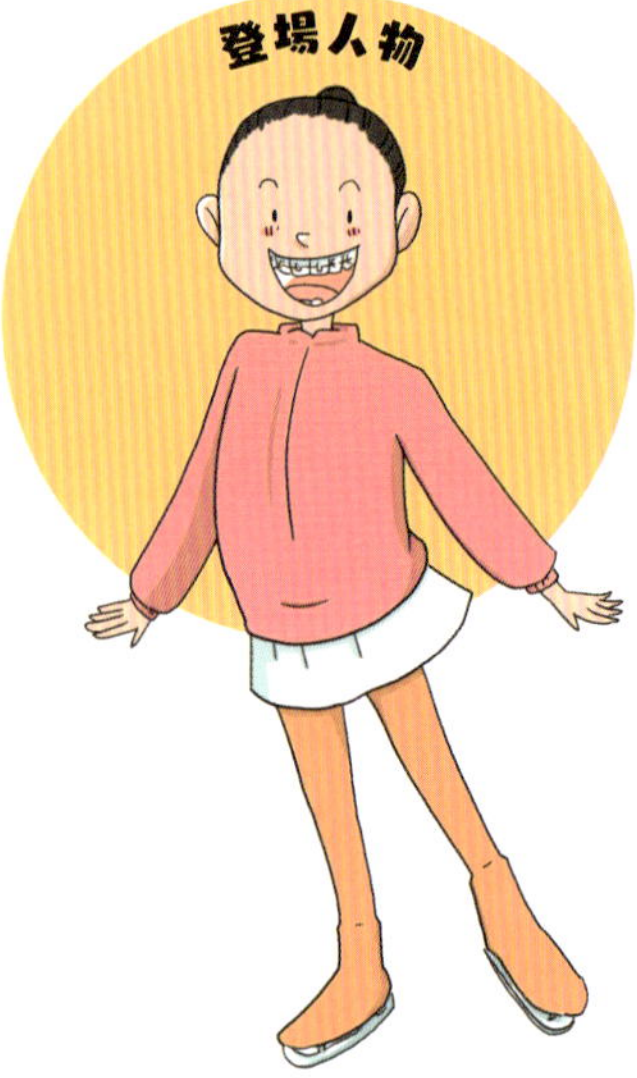

地方大会の表彰台を目指し
頑張っている
小学6年生のYさん。

秋の訪れとともに、フィギュアスケートのシーズンが本格化します。今回ご協力いただいたのは歯科医師の小川勝先生。フィギュアスケートの日本選手権に4年連続で優勝し、サラエボオリンピックに出場された、正真正銘のトップアスリートです。

氷上を華麗に舞う姿とは裏腹に、フィギュアスケートは過酷なスポーツです。4分のフリー演技では１５００mにおよぶ全力疾走と同程度の体力を消耗しながら苦しさをつゆほどみせず優雅にポーズを決め笑顔を作らねばなりません。

また、ジャンプに失敗し硬い氷にからだを打ち付けて目から火花が出そうな痛みがあっても、それを顔に出さずに演技を続けます。

美観を損ねると採点に影響するので、ケガや障害を負った部分に包帯やサポーターもできません。

ケガといえば、以前に羽生選手が練習中に他国の選手と接触し転倒したことがありました。このとき小川先生に、「棄権するでしょうか」とお尋ねしたところ、必ずリンクに戻り演技をするとのことでした。先生の予想どおり、羽生選手は棄権することなく2位で滑り終えたのです。

選手生命を危惧されるなか出場したのは、シーズン開幕直後であり、そのシーズンの演技構成を構築するために参加が不可欠の大会であり、そして棄権するとその後の大会の滑走順が不利になり、2年後のオリンピックにも影響するからだそうなのです。

そんな厳しい競技、フィギュアスケートのトップアスリートの歯科事情とはいかなるものなのでしょうか？

じつはあの華麗なジャンプには、歯が微妙に関わっているのだそうです。

たとえば右利きの選手は、ジャンプは決まって左回りです。その際、右足に軸をつくるため、あごを右に寄せて噛みしめるので、日々練習を重ねるとあごが右寄りになりやすいのです。

また、あるトップ選手にマウスピースを入れて試してもらったところ、たった2回のフリー演技で、丈夫なマウスピースに穴が開いてしまいました。幅5㎜のブレードの上で左右のバランスを維持し安定した滑走をするには、想像以上に噛みしめてあごの安定を図っているのですね。

フィギュアスケートは採点競技。笑顔にこぼれる歯は、白くてきれいにそろっていると審判員にも好印象です。歯並びや噛み合わせに問題がある選手は、競技を続けながら矯正治療を行う必要があると思われます。よい歯並びが、採点や演技に大きな影響を与える、というわけですね。

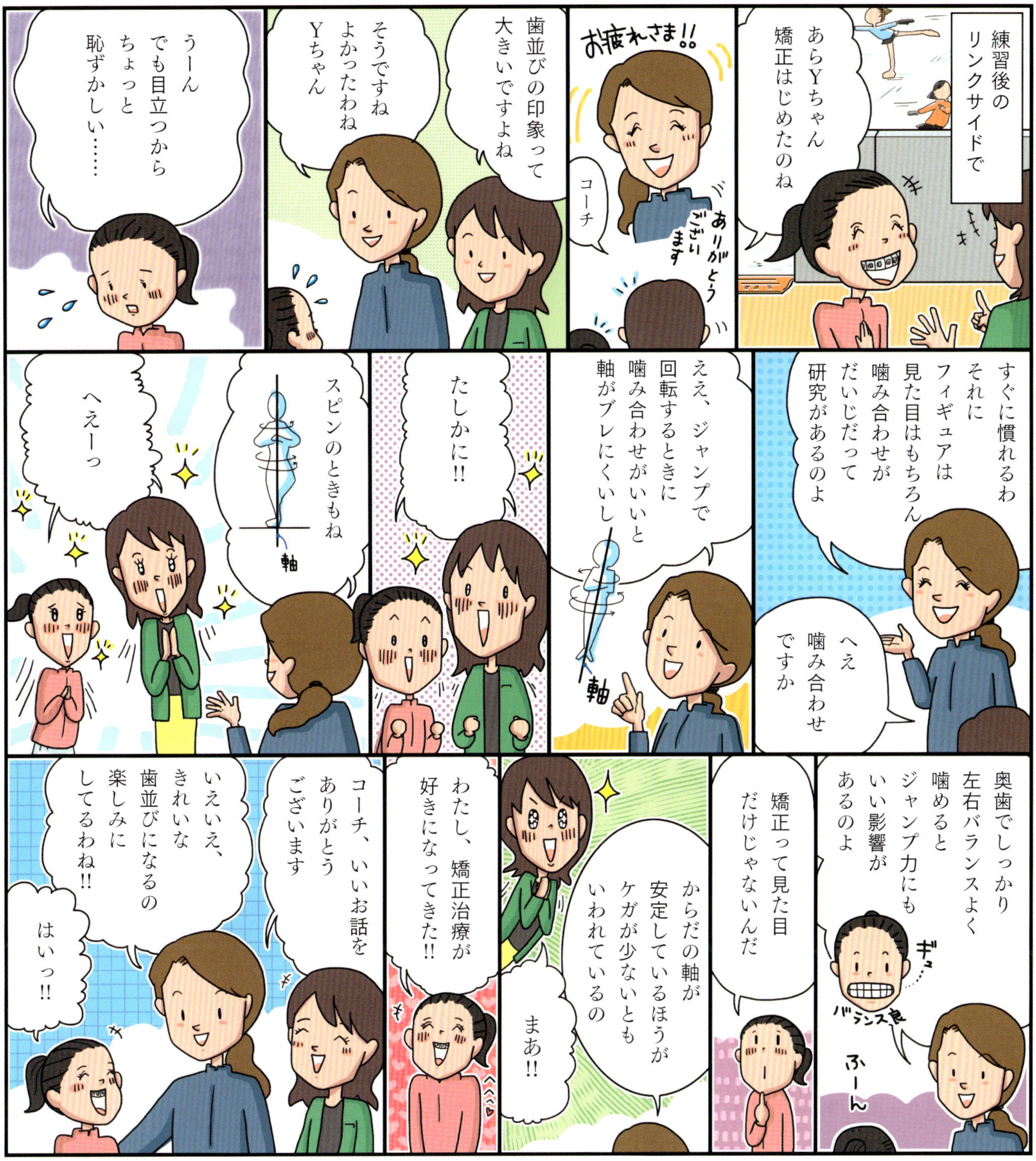
練習後のリンクサイドで
あらYちゃん 矯正はじめたのね
お疲れさま!!
コーチ
ありがとうございます
歯並びの印象って大きいですよね
そうですね よかったわね Yちゃん
うーん でも目立つから ちょっと 恥ずかしい……
すぐに慣れるわ それに フィギュアは 見た目はもちろん 噛み合わせが だいじだって 研究があるのよ
へえ 噛み合わせ ですか
ええ、ジャンプで 回転するときに 噛み合わせがいいと 軸がブレにくいし
軸
たしかに!!
スピンのときもね
軸
へえーっ
奥歯でしっかり 左右バランスよく 噛めると ジャンプ力にも いい影響が あるのよ
ギュ
バランス良
ふーん
矯正って見た目 だけじゃないんだ
からだの軸が 安定しているほうが ケガが少ないとも いわれているの
まあ!!
わたし、矯正治療が 好きになってきた!!
コーチ、いいお話を ありがとう ございます
いいえ、 きれいな 歯並びになるの 楽しみに してるわね!!
はいっ!!

元フィギュアスケート日本代表の小川先生に、

「選手にとっていちばんの苦労は？」とお聞きすると、

「1万人超の観客の前で一人リンクに立ったときのたとえ難いプレッシャー」とのこと。

克服するには、からだが音楽に自然と反応するまで
繰り返し練習をするのだそうです。

ただし余力は残してくださいね、とのことでした。

スキー競技とマウスガード

華麗なパフォーマンスが魅力的なスキーは
じつは危険と隣り合わせの競技。
そこでケガの予防に役に立つのがマウスガードです。
からだのバランスアップにもおすすめですよ！

執筆協力：片野勝司

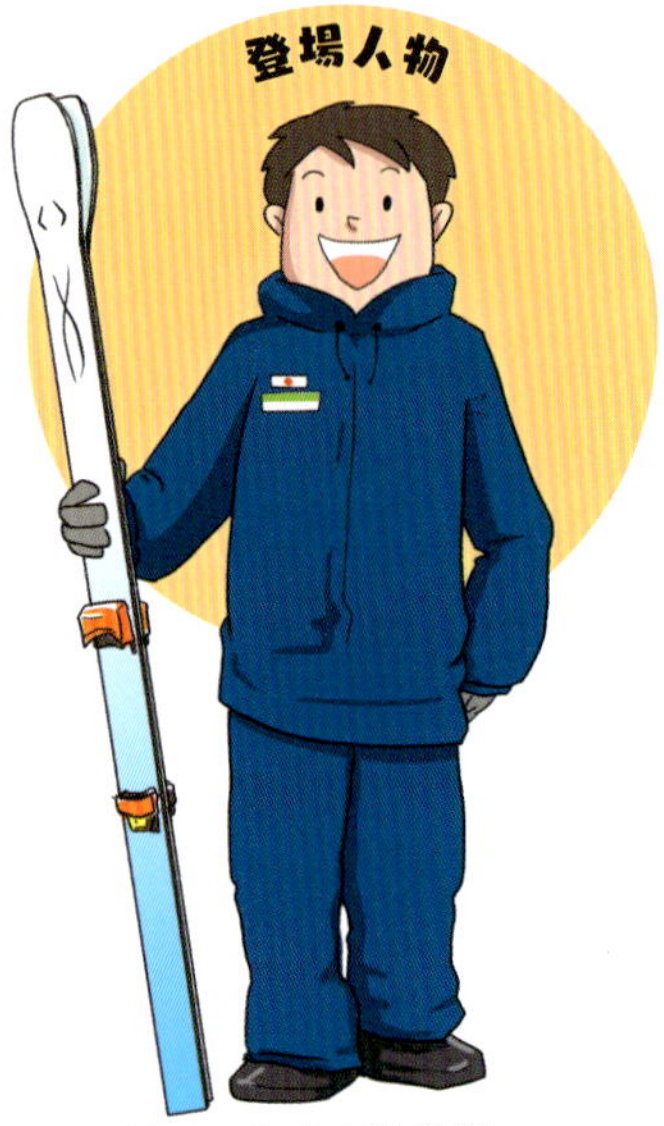

フリースタイル強化練の
新メンバーに選ばれ
はりきっている14歳のMくん。

スキーといえば、バブル全盛期、ユーミンのヒット曲を聴きながらリフト待ちした思い出のあるかたもいらっしゃると思います。

楽しいレジャーのイメージのあるスキーですが、アルペンはスポーツで最速、ジャンプはもっとも遠くへ飛び、フリースタイルはもっとも高く舞い上がる競技です。

身一つで挑む選手はつねに危険と隣り合わせで、大きなケガに直面することも多いのです。

本項でご協力いただいたのは、スキー連盟に所属し、日本代表選手の国内合宿や国際大会に帯同している歯科医師の片野勝司先生です。

片野先生は地元群馬県のスキーチームでコーチをしておられますが、トリノオリンピックからは、フリースタイルスキーのサポートをなさっています。きっかけは、オリンピック前年のカナダ合宿で代表選手が脳震盪《のうしんとう》を起こし、現地の医師から、「マウスガードを使用していたか？」と聞かれたことでした。

というのも、頭に衝撃を受けた際に、歯を食いしばれると、首に力が入り頭部を支えやすくなります。マウスガードを使うとしっかり噛めるので、脳震盪の予防と軽減に繋《つな》がると言われています。

脳震盪は、一度起こすと再発しやすく、再び受傷した際には脳へのダメージがより大きくなって後遺症を残す可能性があるため、当時からスキー競技のルールで脳震盪後の出場停止期間が設けられていました。

そのような事情から、チームより依頼された片野先生は、日本代表選手の安全を守るため、現在もチームのサポートを続けています。

実は、スキーとマウスガードは相性がよく、パフォーマンスにも好影響を与える可能性があります。

マウスガードの使用の有無によるからだの揺れについて調べると、バランスボールの上でキャッチボールをしたり、飛び跳ねたりできるような非常に優れたバランス感覚を持った選手でも、マウスガードを使用するとさらに揺れ幅が少なくなり、バランスを高める可能性があることがわかりました。

また、競技中に選手が噛んでいるのかを調べるために、モーグルの国際大会で選手にセンサーをつけて滑ってもらったところ、コブ斜面の滑走やジャンプの着地では噛んでおり、噛んでバランスを取りながら滑っていることが推測されました。

スポーツ歯科の分野は、日本が最先端を行っているといってもよく、マウスガードの使用は、今後、オリンピックでのメダル獲得の大きな武器になると考えています。

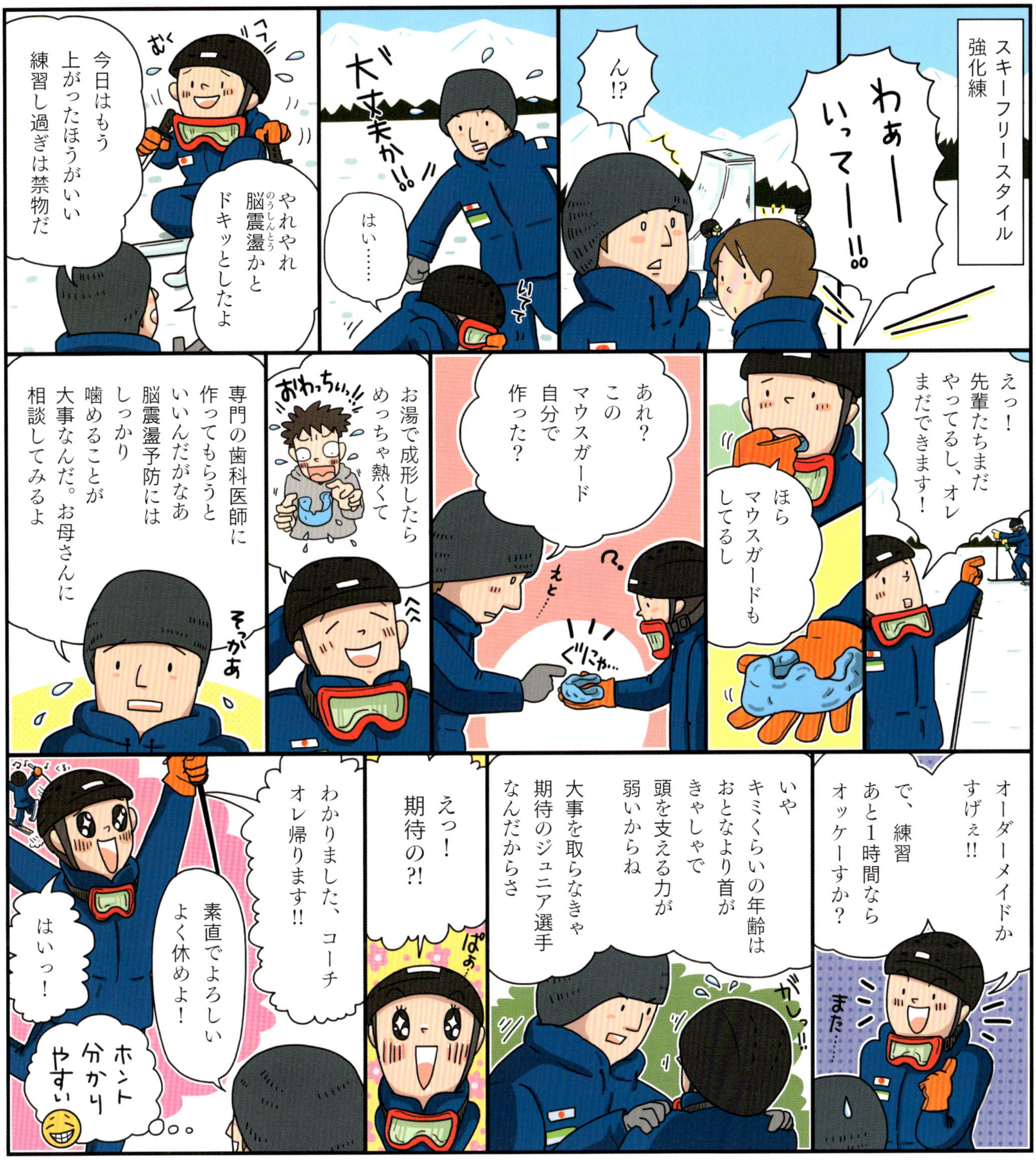
スキーフリースタイル強化練
わぁーいってーー!!
ん!?
大丈夫か!!
はい……
やれやれ脳震盪《のうしんとう》かとドキッとしたよ
今日はもう上がったほうがいい練習し過ぎは禁物だ
むく
えっ!先輩たちまだやってるし、オレまだできます!
ほらマウスガードもしてるし
あれ?このマウスガード自分で作った?
えと……
ぐにゃ
お湯で成形したらめっちゃ熱くて
おわっちぃ!!
専門の歯科医師に作ってもらうといいんだがなあ脳震盪予防にはしっかり噛めることが大事なんだ。お母さんに相談してみるよ
そっかあ
オーダーメイドかすげぇ!!
で、練習あと1時間ならオッケーすか?
また……
いやキミくらいの年齢はおとなより首がきゃしゃで頭を支える力が弱いからね
大事を取らなきゃ期待のジュニア選手なんだからさ
ガシっ!!
えっ!期待の?!
ぱぁ…
わかりました、コーチオレ帰ります!!
素直でよろしいよく休めよ!
はいっ!
ホント分かりやすい

脳震盪《のうしんとう》予防とからだの揺れの改善に役立つマウスガード。
しかしこの効果が充分に発揮されるのは、
スポーツ歯科の専門的なトレーニングを受けた
歯科医師が製作・調整したマウスガードだけですので、
その点をご注意くださいね!

アイスホッケーと前歯の治療

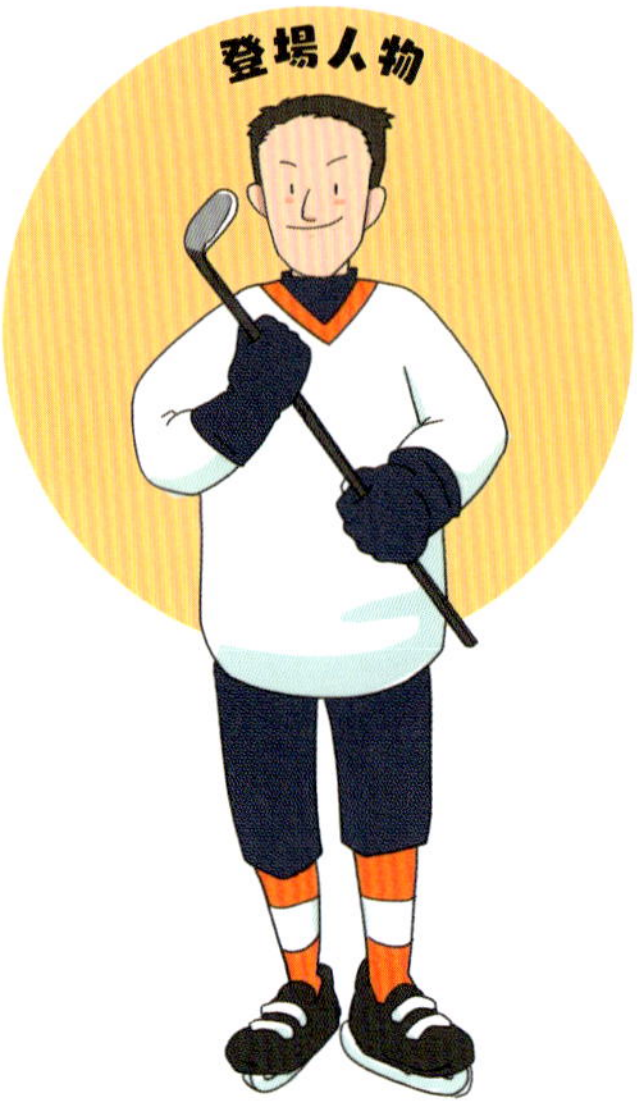

学生アイスホッケー選手権
日本一を目指す
大学2年生のNくん。

口の周りのケガが多い競技、アイスホッケー。歯の破折、脱臼から選手を守るためマウスガードの装着が義務化されています。歯医者さんのマウスガードはお口にフィットして落ちてこないので、競技中も快適ですよ!

執筆協力:山田庸二

氷上の格闘技と言われる「アイスホッケー」。選手は鎧《よろい》のような防具で全身をおおい、フェイスガードで目と鼻を保護します。

ただ残念ながら口の周りは覆われていないため、アイスホッケーはコンタクトスポーツのなかでも、口やあごのケガが多い競技です。

ラグビーなど他のコンタクトスポーツと違うところは、硬いスティックやパックが口周りを襲う凶器になってしまうことと、皮肉なようですが、からだを守る防具も、接触すれば歯にダメージを与えてしまうことです。

そんな非常に危険なアイスホッケーなので、試合中は歯を守るマウスガードの装着が義務化されています。しかし、練習中は未装着の選手が多く、歯の破折《はせつ》や脱臼《だっきゅう》、口の周囲の裂傷などの事故がよく報告されています。

プロ選手では前歯が抜けた選手をよく目にしますが、これは選手にとって勲章のようなもので、リンク内では危険を恐れぬファイターとして誇示できますが、一般社会では、決してイメージはよくないですね。

それでは、前歯が抜けてしまった選手が爽やかな笑顔を回復するためにはどうしたらよいでしょう?

一般的には、若者が前歯をなくした場合にはインプラント治療が第一選択肢と考えられています。しかし、現役時代にインプラントを入れると、インプラントはあごの骨としっかり結合するので、再びそこに激しい衝撃を受けた場合、インプラントが支点となってあごを骨折する危険性が出てきます。

ですから、前歯を失くした現役選手には、取り外し可能な入れ歯が推奨されており、インプラントやブリッジは引退後に入れるほうがよいと考えられています。

ただ、いくら競技のためとはいえ、入れ歯を使うのは若者にはかなり抵抗感があると思います。まして、入れ歯を支えるバネ(クラスプ)の銀色が、口もとから見えてしまうのは耐え難いことかもしれません。

そのような場合には、白く目立たないクラスプや、歯ぐき色の樹脂で入れ歯を支えるノンクラスプ入れ歯というものがあります。両方とも自費治療になってはしまいますが、お悩みのかたは一度歯医者さんにご相談されてはいかがでしょうか。

歯がない選手には、さらなる受傷を防ぐためアクリル板を入れ補強した特殊なマウスガードが必要です。日本スポーツ協会公認のスポーツデンティストや日本スポーツ歯科医学会認定歯科医の診察を受け、適切で良質なマウスガードを作製してもらいましょう。

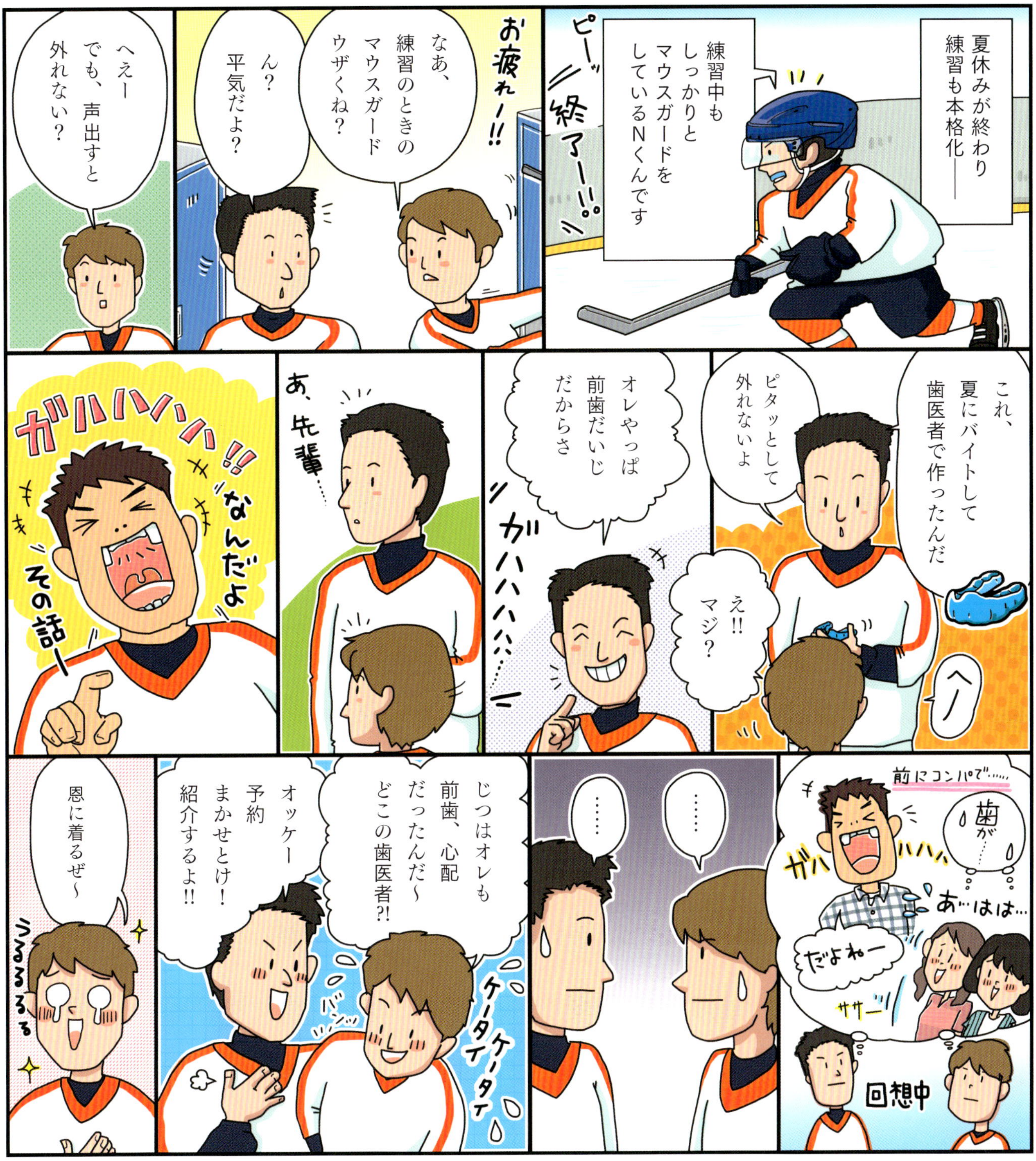
夏休みが終わり練習も本格化――
練習中もしっかりとマウスガードをしているNくんです
ピーッ
終了ーー!!
お疲れー!!
なあ、練習のときのマウスガードウザくね?
ん?平気だよ?
へえー
でも、声出すと外れない?
これ、夏にバイトして歯医者で作ったんだ
ピタッとして外れないよ
へー
え!!マジ?
オレやっぱ前歯だいじだからさ
ガハハハハ……
あ、先輩……
ガハハハハ!!
なんだよその話ー
前にコンパで……
歯が……
ガハハハ
あ…はは…
だよねー
ササーッ
回想中
……
……
じつはオレも前歯、心配だったんだ~どこの歯医者?!
オッケー予約まかせとけ!紹介するよ!!
ケータイケータイ
バンッ
恩に着るぜ~
うるるるる

アイスホッケーのようなコンタクトスポーツでは、
試合だけでなく練習中もマウスガードの装着を心掛けてください。
歯の破折、脱臼が起きたときはすぐにあきらめず、
可能な限り歯を残す治療を受けていただきたいと思います。

お相撲さんの意外な悩み

お相撲さんの意外な敵は、睡眠時無呼吸症候群。
眠っても疲れが取れないので、
稽古や取り組みだけでなく、生活全般に影響が出ます。
治療法には、空気を機械で送り込む方法や
マウスピースを使う方法などがあります。

執筆協力：月村直樹

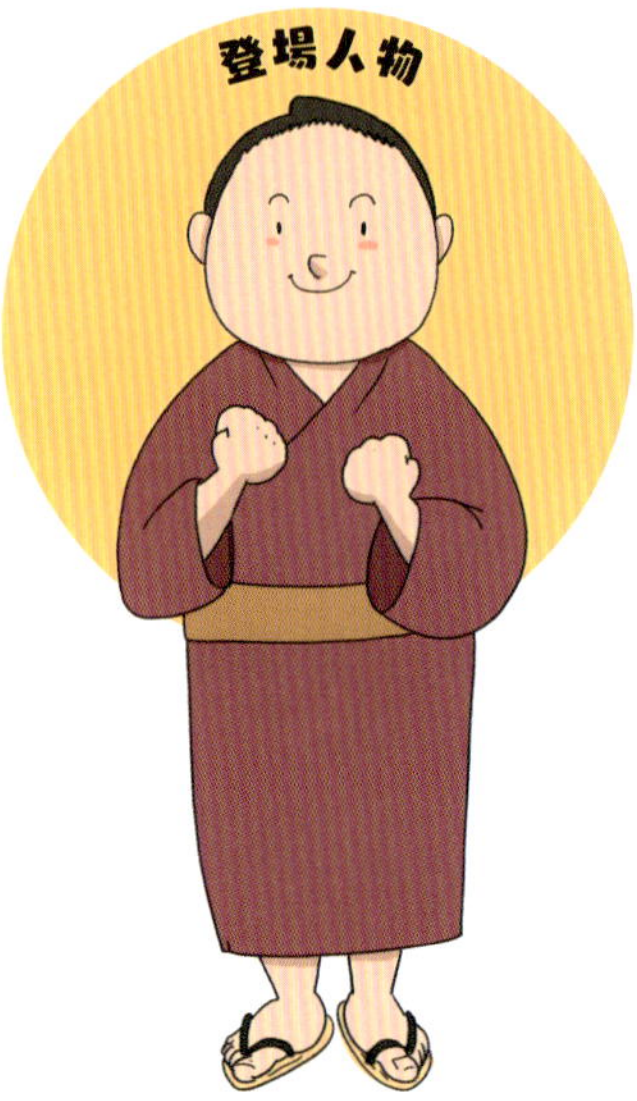

十両昇進が目前。
若手の注目株
18歳のAさん。

日本の国技といえばいわずと知れた大相撲です。また昔話になってしまいますが、子どもが好きなものといえば「巨人、大鵬《たいほう》、卵焼き」といわれた時代もあり、大相撲は絶大なる人気を博しておりました。

力士の歯といえば、そこに加わる負担ははかり知れないものがあります。立合いで頭と頭が当たった衝撃は歯にも及び、強烈な張り手もあごに飛んできます。

また、相手を吊り上げたとき、投げ飛ばされ土俵に転がるときなどは、かなり強くいしばっていることでしょう。相撲を取り続けているうちに、歯が欠けたり割れたりする力士さんもいらっしゃるようです。

激しい衝撃から歯を守るため、他の格闘技と同じようにマウスガードの装着が望まれますが、残念ながら相撲界ではマウスガードは普及していないのが現状のようです。日本古来のスポーツ、いわゆる「道」とつく競技（相撲道、柔道、剣道など）では、礼節やしきたりが重んじられ、新しい方法を取り入れることはなかなか難しいのでしょう。ちなみにマウスガードを禁止してきた柔道は、最近装着が許されるようになりました。

また、力士さんはからだを大きくするのに、朝稽古《あさげいこ》の後にこれでもかというくらい大量のちゃんこを食べます。ことに若手の力士さんはゆっくり食べる暇もなく、飲み込むように食べて昼寝に向かうそうですから、相撲部屋特有のこうした食生活も、歯には負担になるでしょうね。

力士さんを悩ませるお口にかかわる病気といえば、睡眠時無呼吸症候群があります。力士の頂点である現役の横綱も、睡眠時無呼吸症候群で体調を崩され悩んだと聞きました。

肥満気味のかたは首・喉まわりの脂肪でもともと気道が狭く、寝ているときに気道が閉塞し無呼吸状態になって眠りが浅くなるため疲れやすく、昼間に強烈な眠気が襲うなど、健康や生活にさまざまな影響が及びます。

治療法としては、検査で重症と判定されたかたにはC《シー》PAP《パップ》療法という、機械で空気を気道に送り込み、気道を確保する治療法が施されますが、軽度のかたには、歯科でマウスピースを製作し治療をするケースもあります。マウスピースで下あごを上あごよりも前方に出すように固定させることで気道を確保し、いびきや無呼吸の発生を防ぎます。

睡眠時無呼吸症候群でお悩みのかたは専門知識を持った歯科医にお願いしてみましょう。

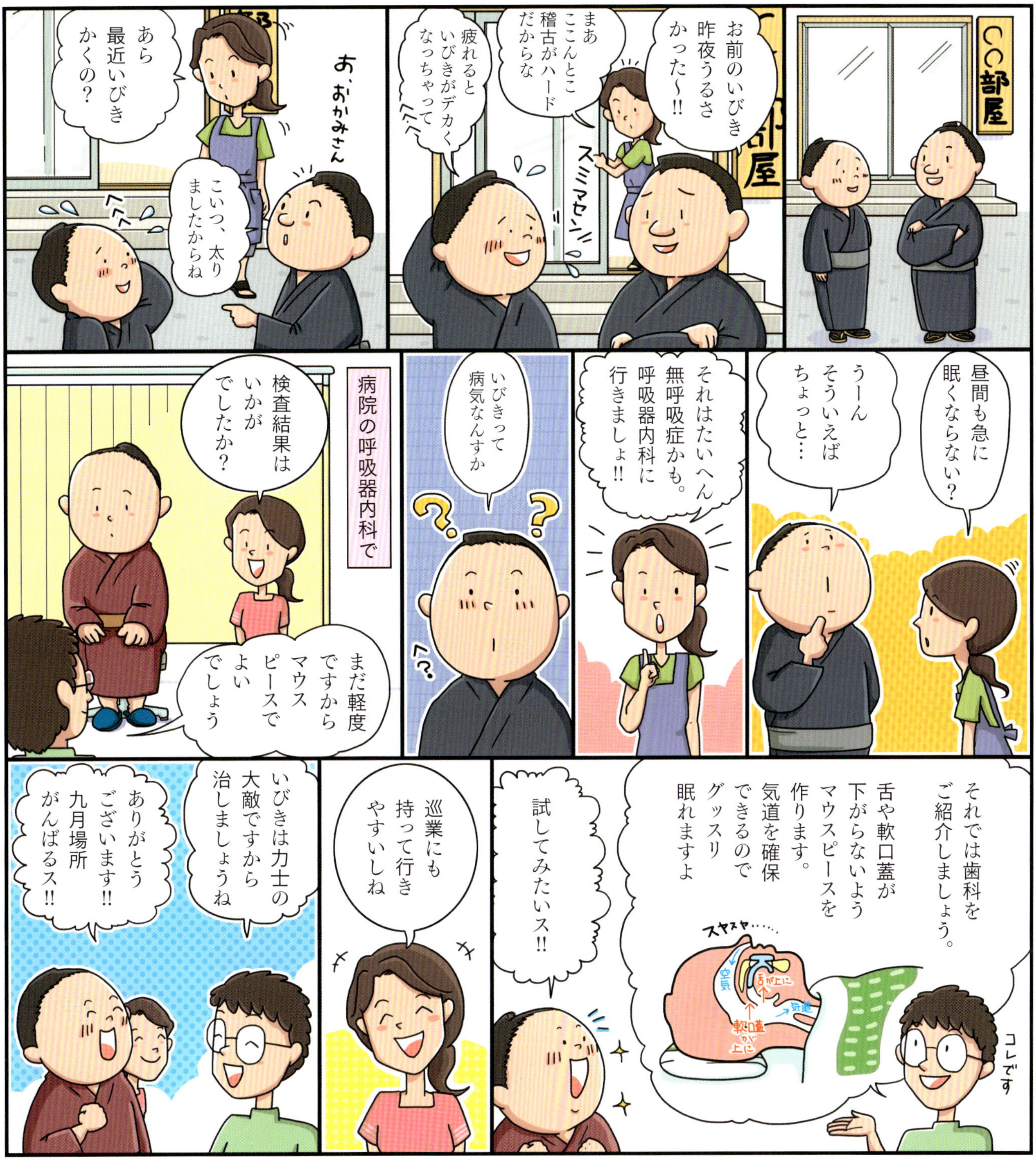
○○部屋
お前のいびき昨夜うるさかった〜!!
まあここんとこ稽古がハードだからな
疲れるといびきがデカくなっちゃって
スミマセン
お、おかみさん
あら最近いびきかくの?
こいつ、太りましたからね
昼間も急に眠くならない?
うーんそういえばちょっと…
それはたいへん無呼吸症かも。呼吸器内科に行きましょ!!
いびきって病気なんすか
病院の呼吸器内科で
検査結果はいかがでしたか?
まだ軽度ですからマウスピースでよいでしょう
それでは歯科をご紹介しましょう。舌や軟口蓋が下がらないようマウスピースを作ります。気道を確保できるのでグッスリ眠れますよ
スヤスヤ……
空気
舌が上に
軟口蓋が上に
気道
コレです
試してみたいス!!
巡業にも持って行きやすいしね
いびきは力士の大敵ですから治しましょうね
ありがとうございます!!九月場所がんばるス!!

睡眠時無呼吸症候群は、
睡眠中に気道が閉塞し、低酸素状態が続くので、
睡眠をとっても休息ができず、
生活習慣病や合併症のリスクが高くなって、健康に重大な影響を及ぼします。
「たかがいびき」と油断しないでくださいね。

おわりに

シニアスポーツのすすめ

健康な歯で
生涯アスリート!

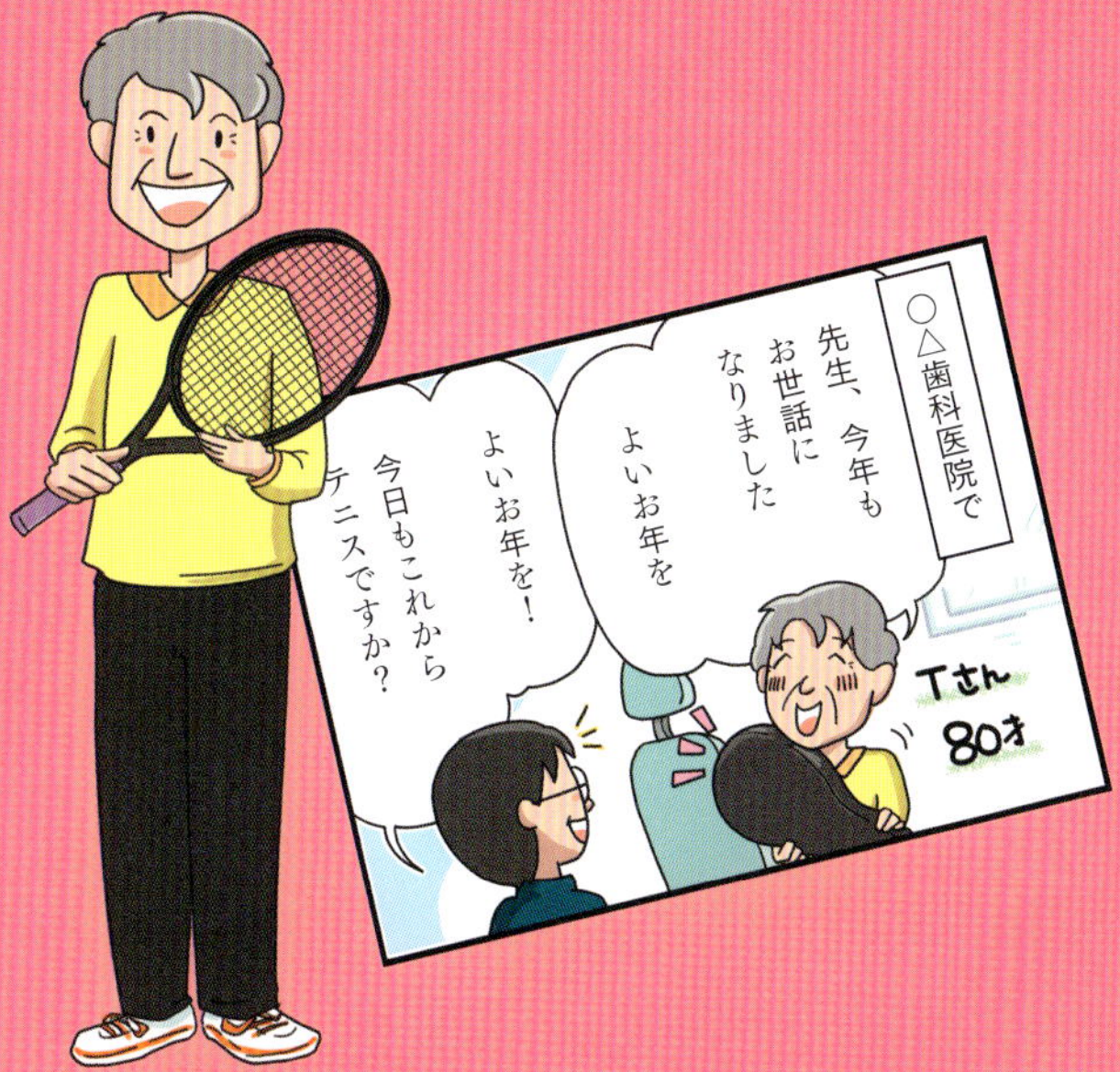

○△歯科医院で
先生、今年もお世話になりました
よいお年を
よいお年を!
今日もこれからテニスですか?
Tさん 80才

シニアアスリートの元気の秘訣は?

ご高齢になっても、自分の歯で食べているかたはからだが元気で、認知症にもなりにくいです。スポーツを長く楽しむためにも若い頃からお口の健康に気をつけていきましょう!

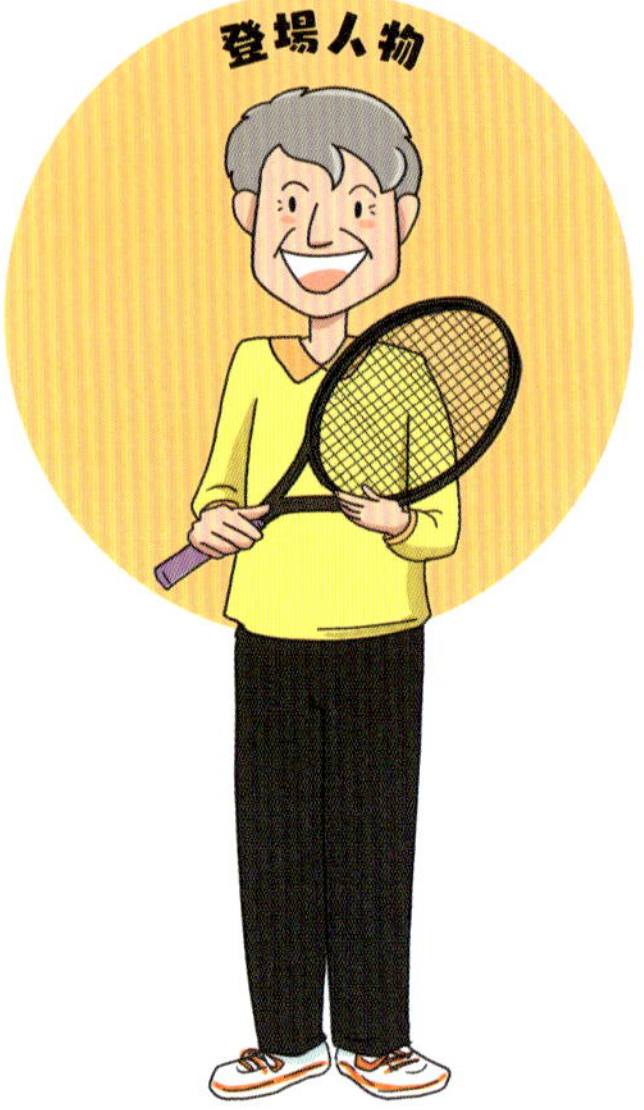

「70の手習い」でテニスをはじめて10年。80歳のTさん。

健康維持には、日常的な運動が欠かせませんね。かくいう私も運動不足解消には程遠いのですが、週1回テニススクールに通っています。

先日参加したクラスは、なんと私以外のメンバー5人が80歳以上のかたで、最高齢は88歳でした。

なかには、そのスクールに通うようになってはじめてラケットを握ったかたもおられるとお聞きし、びっくりしました。そのチャレンジ精神と向上心に、シニアパワーを感じました。

ある大学で、100歳になっても寝込んだりせず、元気に生活をされているかたが、なぜそんなにお元気なのかを探ろうと調査をしたそうです。その結果、「慢性炎症が少ない」という共通点があることが判明しました。

慢性炎症とは、有害な刺激を受けたときや、細胞が老化して壊れてしまったときに起こる穏やかな炎症です。とくに内臓の慢性炎症には自覚症状もないため、気づかぬうちにからだが蝕《むしば》まれて、大きな病気につながってしまうことがあります。

一般的に健康維持に必要な項目といえば、ヘルシーな食事と適度な運動が注目されています。なぜこの二つが健康維持に必須なのかというと、慢性炎症を抑える効果があるからなのだそうです。

たとえば、魚を中心としたバランスのよい食事には、慢性炎症を抑えるEPAやDHAが豊富に含まれています。

そして運動は、肥満による脂肪が内臓を圧迫して起きる慢性炎症の増大を防ぎ、さらに、血液循環がよくなることで、栄養を全身に行き渡らせて慢性炎症を起きにくくする効果があります。

運動といえば、健康長寿のかたの多くは、生活のなかでからだを動かしたり、スポーツに生きがいや楽しみを感じて取り組んでおられ、こうした精神面への影響も健康長寿を支える重要な要素です。

お口のなかの慢性炎症といえば歯周病ですね。歯周病は以前から、細菌や毒素の血管への侵入と心筋梗塞、脳梗塞などとの関連が注目されていました。最近では慢性炎症と糖尿病や、がんなど命に関わる病気、さらには老化との関連性もクローズアップされています。

歯周病を予防するには、日々のお口の手入れと、歯科医院の定期的なメインテナンスが重要です。歯を残し、年をとっても自分の歯で噛んでいるかたは、認知症にもなりにくいです。

毎日の適度な運動と、お口のなかの衛生管理でよく噛めるお口を維持して、健康で楽しいシニアライフを満喫いたしましょう。

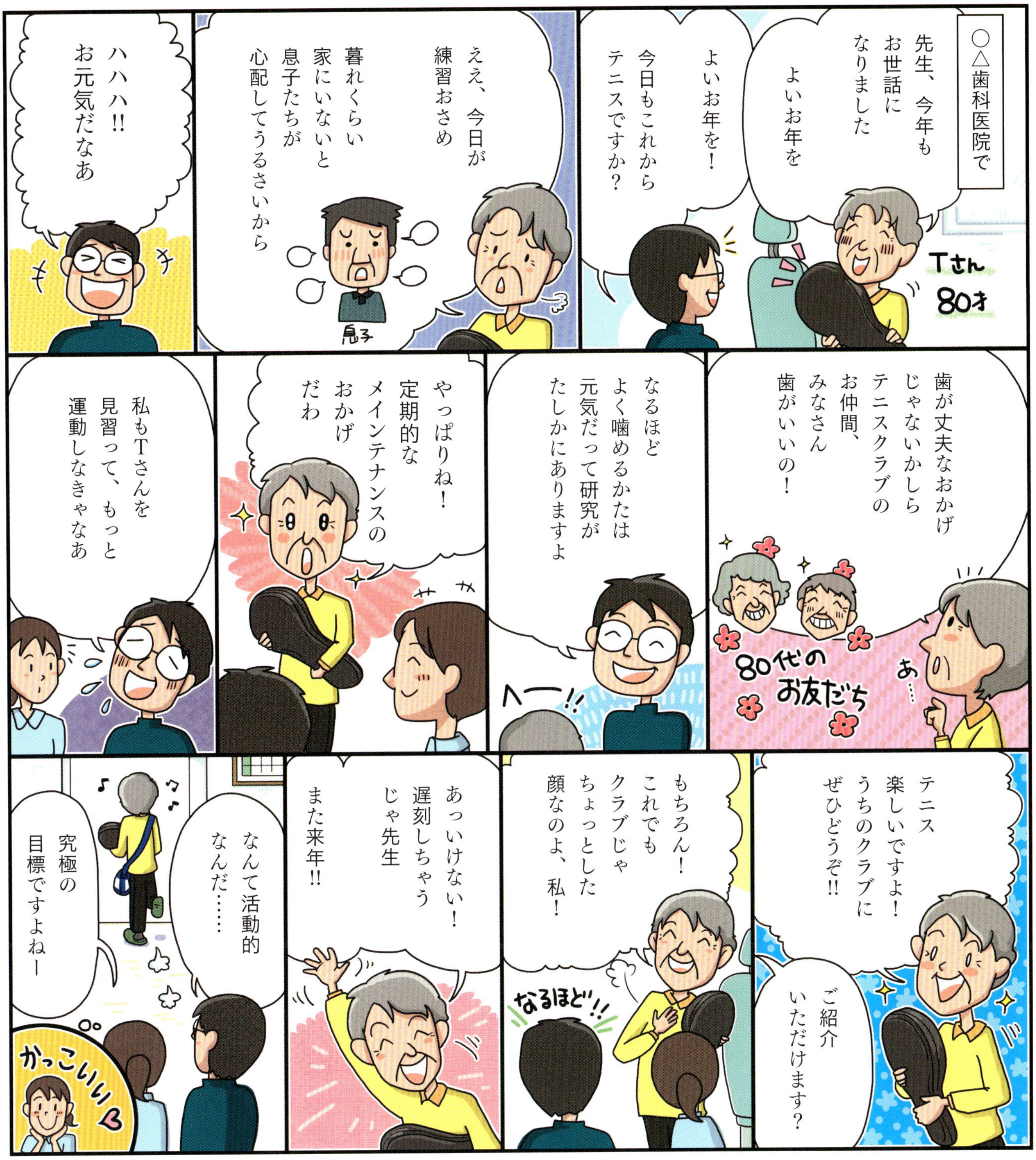
○△歯科医院で
先生、今年もお世話になりました
よいお年を
Tさん 80才
よいお年を！
今日もこれからテニスですか？
ええ、今日が練習おさめ
暮れくらい家にいないと息子たちが心配してうるさいから
息子
ハハハ!! お元気だなあ
歯が丈夫なおかげじゃないかしら テニスクラブのお仲間、みなさん歯がいいの！
80代のお友だち
あ…
なるほど よく噛めるかたは元気だって研究がたしかにありますよ
へー!!
やっぱりね！ 定期的なメインテナンスのおかげだわ
私もTさんを見習って、もっと運動しなきゃなあ
テニス楽しいですよ！ うちのクラブにぜひどうぞ!!
ご紹介いただけます？
もちろん！ これでもクラブじゃちょっとした顔なのよ、私！
なるほど!!
あっいけない！ 遅刻しちゃうじゃ先生 また来年!!
なんて活動的なんだ……
究極の目標ですよねー
かっこいい♥

本書は、特別なアスリートの特別なお話ではなく、
スポーツ好きのかた全般に起こりがちな
お口のトラブルをメインに取り上げています。
からだの健康とお口の健康は表裏一体です。
スポーツを楽しむとき、からだを鍛えるときは、
お口の健康にもご留意くださいね！

好士理恵子

東京・久我山あおぞら歯科医院院長／日本大学歯学部付属歯科病院スポーツ歯科非常勤医。
ユナイテッド・グアムマラソン 2019 ハーフマラソン女子の部優勝（マラソン自己ベストは 2 時間 45 分 50 秒）
日本スポーツ協会公認スポーツデンティスト／日本スポーツ歯科医学会認定医／日本医師ジョガーズ連盟所属

中禮　宏

東京医科歯科大学スポーツ医歯学分野助教／同スポーツ医歯学診療センタースポーツ歯科外来医師。

日本スポーツ協会公認スポーツデンティスト／日本スポーツ歯科医学会認定医／アイスホッケー女子 U18 世界選手権に現地帯同／ FIFA クラブワールドカップ・東レパンパシフィックテニスを後方支援。

豊島由佳子

国立スポーツ科学センタースポーツメディカルセンタースポーツクリニック歯科衛生士。

日本スポーツ歯科医学会認定スポーツデンタルハイジニスト／日本歯科衛生士会認定歯科衛生士

萩原芳幸

日本大学歯学部付属歯科病院歯科インプラント科科長／同付属歯科病院スポーツ歯科。

日本スポーツ協会公認スポーツデンティスト／日本オリンピック委員会強化スタッフ（医・科学）バレーボール競技／日本バレーボール協会強化事業本部メディカル委員会地域連携部部員

田村宗明

日本大学歯学部細菌学講座准教授。

専門分野はう蝕、歯周病を引き起こす細菌の活動抑制および唾液の研究／お茶由来の天然成分カテキンを使用した、口腔内の細菌の増殖を抑制する要介護者向けの口腔ケア製品を開発。

月村直樹

日本大学歯学部歯科補綴学第 II 講座准教授、同付属歯科病院スポーツ歯科科長。

日本スポーツ協会公認スポーツデンティスト／日本障がい者スポーツ協会公認障がい者スポーツ医／日本スポーツ歯科医学会認定医・理事／日本補綴歯科学会専門医・指導医／日本バスケットボール協会医学委員会委員

中島一憲

東京歯科大学口腔健康科学講座スポーツ歯学研究室准教授。日本スポーツ協会公認スポーツデンティスト／日本障がい者スポーツ協会公認障がい者スポーツ医／日本スポーツ歯科医学会認定医／日本補綴歯科学会専門医・指導医／関東ラグビーフットボール協会メディカルソサエティ歯科委員会委員

山田庸二

広島県・山田歯科医院院長／東京歯科大学口腔健康科学講座スポーツ歯学研究室非常勤講師。

空手、アメフト、アイスホッケー選手のマウスガードを作製し、ケガ防止をサポートしている。

日本スポーツ歯科医学会認定医／元全国スポーツ・健康づくり歯科連絡協議会幹事／日本顎咬合学会認定医

執筆協力者プロフィール

武田友孝 執筆協力者代表

東京歯科大学口腔健康科学講座スポーツ歯学研究室教授。
日本スポーツ協会公認スポーツデンティスト／
日本障がい者スポーツ協会公認障がい者スポーツ医／日本スポーツ歯科医学会理事／
日本歯科医師会スポーツ歯科委員会委員／日本スケート連盟医事委員会委員／
全日本スキー連盟競技本部専門委員／日本レスリング協会スポーツ医科委員会委員／
日本オリンピック委員会強化スタッフ(医・科学)バレーボール競技、レスリング競技

岩崎圭祐

東京都・岩崎歯科医院副院長／日本大学歯学部兼任講師。日本スポーツ協会公認スポーツデンティスト／日本オリンピック委員会強化スタッフ（医・科学）バレーボール競技／日本バレーボール協会ハイパフォーマンス委員会メディカルユニット委員／日本歯科保存学会専門医

植田耕一郎

日本大学歯学部付属歯科病院副病院長／日本大学歯学部摂食機能療法学講座教授。

専門分野は摂食嚥下リハビリテーションおよび要介護高齢者や障がい者への歯科診療／日本摂食嚥下リハビリテーション学会理事長／日本老年歯科医学会理事

上野俊明

東京医科歯科大学大学院医歯学総合研究科スポーツ医歯学分野准教授。日本スポーツ協会公認スポーツデンティスト／日本障がい者スポーツ協会公認障がい者スポーツ医／国立スポーツ科学センタースポーツメディカルセンター非常勤医師（歯科）／日本外傷歯学会認定医／日本顎顔面補綴学会認定医

上原　任

日本大学歯学部医療人間科学分野講師。

日本スポーツ協会公認スポーツデンティスト／日本スポーツ協会公認水泳コーチ／日本水泳ドクター会議会員／東京都水泳協会医科学委員会委員／日本歯科医療管理学会認定医・指導医

小川　勝

東京都・小川源歯科医院院長／日本大学歯学部口腔外科兼任講師／東京歯科大学口腔健康科学講座スポーツ歯学研究室非常勤講師。フィギュアスケートサラエボ冬季オリンピック日本代表、全日本選手権4連覇、世界ジュニア4位。日本スポーツ協会公認スポーツデンティスト／国際口腔インプラント学会認定医

片野勝司

群馬県・片野歯科医院院長／東京歯科大学口腔健康科学講座スポーツ歯学研究室専攻生。

日本スポーツ協会公認スポーツデンティスト／日本オリンピック委員会強化スタッフ（医・科学）レスリング競技／日本レスリング協会スポーツ医科学委員会／全日本スキー連盟情報医科学部ドクター部会歯科グループ

【著／マンガ原案】

太田武雄（おおた・たけお）

日本バレーボール協会ハイパフォーマンスサポート委員会メディカルユニットの一員として日本代表、ユース、ジュニア選手の歯科指導を行っている。日本スポーツ協会公認スポーツデンティスト／日本オリンピック委員会強化スタッフ（医・科学）／日本スポーツ歯科医学会会員。著書に『歯医者に聞きたい歯の治療 改訂版』（口腔保健協会）がある。

【マンガ／装画】

ほりみき

名古屋造形芸術大学美術学部日本画科、滋賀県立総合保健専門学校歯科衛生士学科を卒業。歯科衛生士として勤務し、イラストレーターとしても活躍中。著書に『もう大丈夫 パニック障害でも頑張れる！』（講談社）、『Farmer's KEIKO 農家の食卓』（共著、講談社）、『毎日がメロドラマ シングルマザーの東京出稼ぎ奮戦記』（電子書籍、CLAP）がある。

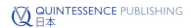

QUINTESSENCE PUBLISHING 日本

アスリートも歯がいのち！

2019年7月10日　第1版第1刷発行

著　　者　太田《おおた》武雄《たけお》

発 行 人　北峯康充

発 行 所　クインテッセンス出版株式会社
東京都文京区本郷3丁目2番6号　〒113-0033
クイントハウスビル　電話(03)5842-2270(代表)
(03)5842-2272(営業部)
(03)5842-2284(編集部)
web page address　https://www.quint-j.co.jp/

印刷・製本　株式会社創英

Printed in Japan　落丁本・乱丁本はお取り替えします

ISBN978-4-7812-0689-9 C3047　定価はカバーに表示してあります